Radiofrequenztherapie in der Kopf-Hals-Chirurgie

Springer Nature More Media App

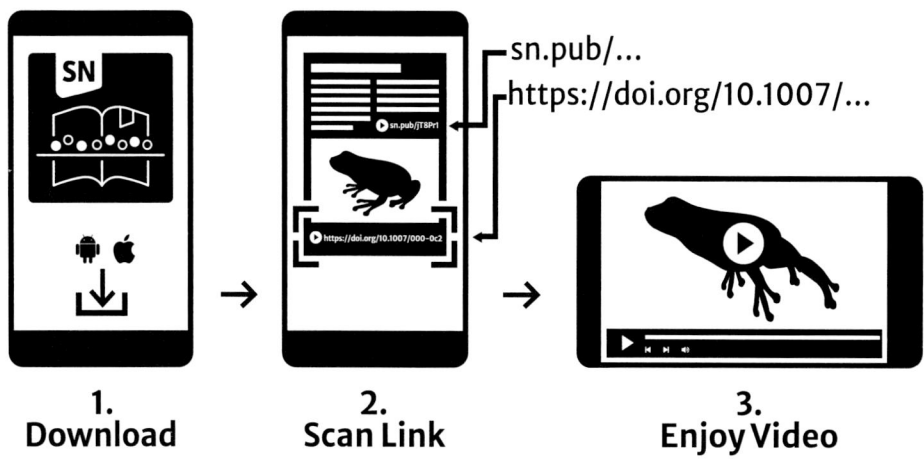

1.
Download

2.
Scan Link

sn.pub/...
https://doi.org/10.1007/...

3.
Enjoy Video

Support: customerservice@springernature.com

Claudia Lill · Klaus Stelter

Radiofrequenztherapie in der Kopf-Hals-Chirurgie

Ein klinischer Leitfaden

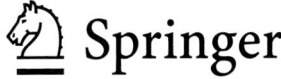 Springer

Claudia Lill
Kopf-Hals-Institut
Evangelisches Krankenhaus
Wien, Österreich

Klaus Stelter
Praxis Rosenheim im Medical Cube 7.OG
HNO-Zentrum Mangfall-Inn
Rosenheim, Deutschland

Die Online-Version des Buches enthält digitales Zusatzmaterial, das durch ein Play-Symbol gekennzeichnet ist. Die Dateien können von Lesern des gedruckten Buches mittels der kostenlosen Springer Nature „More Media" App angesehen werden. Die App ist in den relevanten App-Stores erhältlich und ermöglicht es, das entsprechend gekennzeichnete Zusatzmaterial mit einem mobilen Endgerät zu öffnen.

ISBN 978-3-662-67825-1   ISBN 978-3-662-67826-8   (eBook)
https://doi.org/10.1007/978-3-662-67826-8

Die Deutsche Nationalbibliothek verzeichnet diese Publikation in der Deutschen Nationalbibliografie; detaillierte bibliografische Daten sind im Internet über https://portal.dnb.de abrufbar.

Planung/Lektorat: Diana Kraplow
Springer ist ein Imprint der eingetragenen Gesellschaft Springer-Verlag GmbH, DE und ist ein Teil von Springer Nature.
Die Anschrift der Gesellschaft ist: Heidelberger Platz 3, 14197 Berlin, Germany

Das Papier dieses Produkts ist recycelbar.

Vorwort

Besonders auf dem Gebiet der Elektrochirurgie hat sich in den letzten Jahrzehnten Vieles verändert. So wurden die Techniken zielgenauer, schonender, aber auch mannigfaltiger. Durch die Einführung der Radiofrequenztherapie konnte die Schädigung des Gewebes durch Wärmeentwicklung mit steilerem Temperaturgradienten reduziert werden. Während früher ganze Nasenmuscheln im Sinne einer Turbinektomie entfernt wurden, um die Nasenatmung zu verbessern, so erscheinen heutzutage selbst Verfahren wie die Turbinoplastik, Laserverkleinerung oder die submuköse Resektion des Os turbinale vergleichsweise invasiv. Auch in die Behandlung des primären Schnarchens und leichtgradigen bis mittelgradigen Schlafapnoesyndroms hat die Radiofrequenztherapie als schonende Intervention Einzug gehalten. Insbesondere beim OSAS (Obstruktives Schlafapnoe Syndrom) werden aber auch die Grenzen der Radiofrequenztherapie gezeigt. Zwar handelt es sich um ein weniger invasives Verfahren, das aber auch geringere Erfolgsaussichten in Bezug auf das Schlafapnoesyndrom hat.

Wir haben nach Organisation vieler Operationskurse unser Einsatzspektrum der Radiofrequenztherapie stetig erweitert und uns daher entschlossen, unser Wissen und unsere Erfahrungen in Form eines Buches, das möglichst praxisnah gestaltet wurde, niederzuschreiben. Dieses Buch soll als Leitfaden die einzelnen Einsatzgebiete, Indikationen, Zielorgane, mögliche Komplikationen und auch Kontraindikationen aufzeigen, sodass die Radiofrequenztherapie sinnvoll und effektiv eingesetzt werden kann. Gleichzeitig haben wir uns bemüht, die Watt-(Power-)Einstellungen der jeweiligen hauptsächlich angewandten Radiofrequenz-Generatoren im deutschsprachigen Raum für die einzelnen Einsatzgebiete abzubilden. Das Buch soll als Nachschlagewerk eine gute Anleitung für den Start mit der Behandlung der Radiofrequenztherapie dienen.

Es werden aber auch die Kontraindikationen und Komplikationen behandelt sowie letztlich auch weniger bekannte und teils experimentelle Einsatzgebiete vorgestellt. Zum Beispiel die Behandlung des Keloids, die uns immer wieder vor Herausforderungen stellt. Wir stellen erfolgreiche Rückgänge von Keloiden vor, die vorab nach mehreren Behandlungsversuchen keine Veränderungen zeigten. Auch die Therapie von adenoiden Vegetationen, die eigentlich eine konventionelle chirurgische Domäne darstellt, wurde mittels Radiofrequenztherapie in einer sehr ausgewählten Indikation gezeigt.

Neben zahlreichen Möglichkeiten in medizinischer Indikation werden auch seltenere Einsatzoptionen wie die Resektion eines Rhinophyms, Tumorresektionen oder kosmetische Behandlungen, inklusive fremdkörperfreier Faltenglättung vorgestellt.

Danksagung

Wir möchten unseren Familien für die Unterstützung vor allem durch das Ermöglichen zeitlicher Ressourcen und Priv. Doz. Dr. Boban M. Erovic, MBA besonderen Dank aussprechen, da er uns auf die Idee gebracht hat, nach der Organisation zahlreicher Operationskurse dieses Buch über die Radiofrequenztherapie zu schreiben.

Inhaltsverzeichnis

Einleitung

Liebe Kolleginnen und Kollegen, liebe Leserinnen und Leser,

„Schneiden mit Strom" hat uns das Leben in vielen Bereichen sehr erleichtert. Es erhält uns in einigen Fällen eindrücklich die Funktionalität des Gewebes und verbessert das ästhetische Ergebnis bei Operationen deutlich, da durch den Einsatz und die Präparation mit der monopolaren Radiofrequenztherapie-Nadel nicht zusätzlich Hautgefäße verödet werden müssen, während die Spitze der Nadel oder die Wärme darum die Haut exakt schneidet. Zudem gewährt es durch das lange, schlanke Instrumentarium den Zugang zu engen und schwer zugänglichen Höhlen beziehungsweise Strukturen. Die Einsatzgebiete der Radiofrequenztherapie sind mannigfaltig. Sei es die Verkleinerung von gut durchblutetem Gewebe wie Nasenmuscheln oder sogar Tonsillen, Abtragungen von Hautanhängseln oder benignen wie malignen Tumoren oder aber der erwähnte sehr zarte und gewebeschonender Hautschnitt – das alles kann Radiofrequenztherapie.

In diesem Buch versuchen wir jeweils die einzelnen Indikationen darzulegen, gängige therapeutische Maßnahmen zu beleuchten und den Einsatz der Radiofrequenztherapie im jeweiligen konkreten Fall darzustellen. Hierbei soll besonderes Augenmerk auf die Möglichkeiten der Anwendung aber auch auf die Limitationen und die etwaigen Komplikationen gelegt werden. Zusammenfassungen, Indikationen, Anwendungen und ein Fazit für die Praxis in jedem Kapitel runden die Beiträge ab und sollen sicherstellen, dass Sie das Bestmögliche aus unseren Unterlagen in Ihre Praxis umsetzen können.

Wir praktizieren die Radiofrequenztherapie seit vielen Jahren, unterrichten immer wieder in Kursen für interessierte Kolleginnen und Kollegen, um die Technik der Radiofrequenztherapie einerseits zu verbreiten, andererseits aber auch die richtige Anwendung und Indikationen, bei denen die Radiofrequenztherapie keinen Einsatz findet, zu beleuchten. Somit können falsche Vorstellungen bereinigt und der Einsatz des Radiofrequenzgerätes nach bestem Wissen und Gewissen getätigt werden. Dabei sehen wir die Indikationen nicht nur im ablativen Modus, bei dem das Schneiden an sich im

C. Lill und K. Stelter, *Radiofrequenztherapie in der Kopf-Hals-Chirurgie*,
https://doi.org/10.1007/978-3-662-67826-8_1

Vordergrund steht. Vielmehr kann vor allem im interstitiell angewandten Bereich, wo durch die korrekt getätigte Applikation der Elektrode der bestmögliche Effekt erzielt werden kann, ohne größere Narbengenerierung Gewebe schrittweise geschrumpft werden.

Die Radiofrequenztherapie ist für medizinische und auch kosmetische Indikationen praktikabel, wobei letztere durch die geringere Wärmeentwicklung und damit besseres Abheilen als besonders empfehlenswert gilt. Auch kann die Radiofrequenztherapie rein kosmetisch durch oberflächliche Sonden zur Kollagenneubildung angewandt werden.

Lesen Sie aufmerksam, nehmen Sie so viel Sie können mit in die Praxis und entdecken Sie die vielfältigen Möglichkeiten des Einsatzes von Strom in der invasiven und minimal-invasiven HNO-Chirurgie.

Grundlagen, Geschichte und Meilensteine der Radiofrequenztherapie

2

Wie auch viele andere Verfahren in Technik und Medizin, wurden die Grundsteine für die Radiofrequenztherapie schon vor langer Zeit gelegt. Luigi Galvani hatte bereits 1780 durch Zufall den Einfluss von Elektrizität auf die Zelle, in seinem Fall die Froschschenkel entdeckt [1]. Denn er bemerkte immer dann eine Muskelaktivität, wenn er in der Nähe einer Hochspannungsmaschine den Froschschenkel berührte [1]. Im Jahr 1801 entdeckte dann Louis Jacques Thénard, dass man Metalldrähte durch Strom zum Glühen bringen kann [2]. Um 1846 erscheint der Begriff „Galvanokaustik", unter der man das Koagulieren mit galvanischem Strom verstand. 1849 findet man Publikationen von Robert Newman im British Medical Journal über die Anwendung der Galvanokaustik in hypertropher Prostata [3]. Anwendungen dieser Technik wurden in den Nasenmuscheln ebenso relativ früh, nämlich 1905 publiziert [4]. Zuvor noch, um 1866, hatte der Theoretiker Clarke Maxwell die elektromagnetische Welle sozusagen prognostiziert [5], indem er vermutet hatte, dass Licht als elektromagnetische Welle aufgefasst werden konnte [5]. Zwanzig Jahre später konnte Heinrich Hertz dann die elektromagnetische Welle im Experiment nachweisen [6]. Um 1900 wurden Hochfrequenzgeneratoren entwickelt und somit die Grundsteine zur Elektrochirurgie möglich gemacht [7]. Später dann entwickelte sich die Anwendung, mit Strom zu schneiden, weiter, und es konnte auch elektrisches Schneiden, ohne dass Zuckungen dabei auftraten, entwickelt und durchgeführt werden.

Die Grundlage für eine gute, zielgenaue Anwendung ist, dass möglichst wenig Gewebe geschädigt wird und präzise Schnitte durchführbar sind – daher auch die enorme Bedeutsamkeit des zuckungsfreien Schneidens. Das gleichzeitige Koagulieren und Schneiden wurde bereits 1926 durch William T. Bovie bei der ersten erfolgreichen

Entfernung eines Tumors mittels Hochfrequenzelektroskalpell angewandt [8, 9]. Danach entwickelte er den ersten Hochfrequenzgenerator [7].

Die Radiofrequenztherapie -Geräte, wie sie heute erhältlich sind, gibt es in dieser Form seit über 25 Jahren und haben stetige Erneuerung erfahren. In den letzten Jahrzehnten ist auch die Anzahl der Firmen, die Radiofrequenz-Geräte anbieten, gestiegen. Dadurch wurde sehr unterschiedliches Equipment produziert und es sind viele verschiedene Sonden wie Schlingen, Feinnadeln sowie Gabelsonden erhältlich. Es werden sowohl Einmal-Elektroden als auch autoklavierbares Instrumentarium angeboten, wodurch die Einsatzgebiete ebenso breit gefächert sind.

Literatur

1. https://www.leifiphysik.de/elektrizitaetslehre/elektrische-grundgroessen/geschichte/luigi-gal-vani-1737-1798
2. https://www.bluemind.tv/?s=thenard
3. Newman R (1887) The Galvano-Cautery Sound, and its Application Especially in Hypertrophied Prostate; with Report of Cases. Br Med J 2(1396):708–711
4. Westermann A, Aber Ch B (1905) Histological Changes brought about in the Nasal Mucuos Membrane by the Application of the Gavlano-Cautery: a Study of the Process of Healing in the Mucous Membrane of the Nose after a Portion has been destroyed or injured. J Laryngol Rhinol Otol 20(2)
5. https://www.spektrum.de/lexikon/physik/maxwell/9520
6. https://www.dhm.de/lemo/biographie/heinrich-hertz
7. Patscheider M (2017) Vergleich von Diodenlaser- und Radiofrequenz-induzierter Thermoablation zur Behandlung hyperplastischer unterer Nasenmuscheln bei Nasenatmungsbehinderung. Dissertation zum Erwerb des Doktorgrades der Medizin
8. Stelter K, Patscheider M (2014) Sicher schneiden mit Strom. HNO Nachrichten 2014;44(5):34-40.
9. Goldwyn RM (1979) Bovie: the man and the machine. Ann Plast Surg 2(2):135–153

Physikalische Grundlagen

3

Die Radiofrequenztherapie ist ein Teilbereich der Elektrochirurgie. Um das Wirken besser zu verstehen, gibt es physikalische Kerngrößen, auf die in diesem Kapitel eingegangen wird. Diese Zusammenhänge lösen, zusammen mit den elektrophysiologischen Eigenschaften des Gewebes, biologische Kausalitätsketten aus. Den Unterschied in der Anwendung von Hochfrequenztherapie und Radiofrequenztherapie kann ein Chirurg qualitativ an der Bildung von Nekrosezonen, der Wundheilung und der Narbenbildung differenzieren.

Die hier erwähnten Grundlagen sind nur eine Basis des komplexen Zusammenspiels, um die Zusammenhänge der Radiofrequenztherapie besser zu verstehen.

3.1 Energie

Es gibt unterschiedliche Energieformen, welche ineinander umgewandelt werden können.

Zu diesen zählen:

- thermische Energie E_{th},
- potenzielle Energie E_{pot},
- elektrische Energie E_{El},
- kinetische Energie $E_{Kin.}$

$$[E] = J = Joule = Ws = Wattsekunde$$

„Unter Mitarbeit von Michael Berndl"

© Der/die Autor(en), exklusiv lizenziert an Springer-Verlag GmbH, DE, ein Teil von Springer Nature 2024
C. Lill und K. Stelter, *Radiofrequenztherapie in der Kopf-Hals-Chirurgie*,
https://doi.org/10.1007/978-3-662-67826-8_3

„**Energieerhaltungssatz: Energie kann nicht erzeugt oder verbraucht werden. Energie kann man nur umwandeln.**" [4]

In der Elektrochirurgie wird die elektrische Energie in Wärme umgewandelt. Das dabei wirkende physikalische Prinzip nennt man das Joule-Gesetz. Dabei wird beim Übergang der einzelnen leitbaren Zellen und deren spezifischen Eigenschaften die induzierte elektrische Energie in Wärme umgewandelt.

$$E_{El} = Q_w = P \times t = U \times I \times t$$

Wärmemenge $= [Q_w] = J = Joule = Ws = Wattsekunde$
Leistung $= [P] = W = Watt$
Zeit $= [t] = s = Sekunde$
Spannung $= [U] = V = Volt$
Stromstärke $= [I] = A = Ampere$

Beispiel Glühbirne
Wenn man den Lichtschalter betätigt, wird die elektrische Energie in kinetische Energie umgewandelt und die Elektroden bewegen sich in der Leitung zum Draht der Glühbirne. Die Elektroden stoßen dann im Glühdraht gegen dessen Atome und geben einen Teil ihrer Energie ab. Diese Energie wird dann von kinetischer Energie in thermische Energie umgewandelt. Der Draht beginnt zu Glühen. Wir nehmen dies als Licht war.

Die elektrische Energie wird mittels elektrischer Ladung übertragen und kann in elektrischen Feldern gespeichert werden.

3.2   Elektrische Ladung

Zwischen 2 Ladungen gibt es abstoßende und anziehende Kräfte.

- Gleichartige elektrische Ladungen stoßen einander ab.
- Ungleichartige elektrische Ladungen ziehen einander an.

Um das Wesen der elektrischen Erscheinungen besser erklären zu können, hat man den Stoffaufbau untersucht. Alle Stoffe sind aus Atomen zusammengesetzt, welche aus Kern und Hülle bestehen. Der Kern enthält Protonen und Neutronen, während die Hülle aus Elektronen besteht. Neutronen sind elektrisch neutrale Teilchen des Atomkerns – sie haben für die elektrischen Vorgänge keine Bedeutung. Protonen und Elektronen hingegen haben eine entgegengesetzte elektrische Ladung und ziehen sich deshalb an.

- Protonen sind positiv geladenen Elementarteilchen des Atomkerns.
- Elektronen sind negativ geladene Elementarteilchen der Atomhülle.

Jeder Stoff besteht aus Atomen; diese unterscheiden sich in ihrer Zusammensetzung auch in der Anzahl der Protonen und Elektroden. Diese nennt man Ladungsträger.

Für gewöhnlich ist die Anzahl der Ladungsträger exakt gleich. Daher sind die meisten Objekte in ihrem Grundzustand weder positiv noch negativ geladen. Dies kann sich durch Wirken elektrischer Energie ändern.

$$q = I \times t$$

$$E_{El} = q \times U = I \times t \times U$$

Elektrische Energie $= [E_{El}] = J = Joule = Ws = Wattsekunde$
Elektrische Ladung $= [q] = As = Amperesekunde$
Stromstärke $= [I] = A = Ampere$
Zeit $= [t] = s = Sekunde$
Spannung $= [U] = V = Volt$

3.3 Stromstärke

Mit Strom meint man in der Regel Stromstärke, und es ist die Übertragung elektrischer Ladungsträger gemeint.

Die Stromstärke ist ein Maß für die Menge an elektrischer Ladung, welche in einer definierten Zeit durch einen Stoff fließt.

$$I = q \div t$$

Stromstärke $= [I] = A = Ampere$
Elektrische Ladung $= [q] = As = Amperesekunde$
Zeit $= [t] = s = Sekunde$

Dieser hat das Formelzeichen [I] und die Stromstärke wird in Ampere (A) angegeben.

Strom fließt in einem elektrischen leitfähigen Stoff, sobald eine Verbindung mit den Anschlüssen der Quelle besteht. Dabei entsteht immer Wärme im Leiter.

Durch die physikalische Gesetzgebung erzeugt der Fluss der elektrischen Ladungsträger ein elektromagnetisches Feld.

Strom nimmt immer den Weg des geringsten Widerstands, also den kürzesten Weg mit der besten Leitfähigkeit.

3.3.1 Elektrisches Feld

Ein elektrisches Feld entsteht zwischen positiv und negativ geladene Teilchen. Es breitet sich im Raum um den elektrisch geladenen Körper aus. Die Dichte eines elektrischen Feldes beschreibt die Feldstärke, die sich proportional zur Stromdichte verhält.

Je weiter sich die geladenen Körper entfernen, desto geringer wird die Feldstärke.

Sobald Spannung zwischen zwei Punkten angelegt wird, entsteht ein elektrisches Feld.

Spannung ist die Voraussetzung dafür, dass Strom fließen kann. Sobald Strom fließt, entsteht zusätzlich ein magnetisches Feld. Das elektromagnetische Feld entsteht durch die Bewegung der Ladungsträger und ist entgegengesetzt der Elektrodenflussrichtung. Dieses dehnt sich mit Lichtgeschwindigkeit aus und benötigt kein Medium zur Übertragung.

3.4 Stromdichte

Die Stromdichte gibt an, wie dicht der (Elektroden-)Strom im Querschnitt des Leiters fließt. Die Stromdichte wird in Ampere pro Quadratmeter gemessen und ist ein entscheidender Kennwert (Abb. 3.1).

$$J = I \div A$$

Stromdichte $= [J] = Am^{-2} = Ampere\ pro\ Quadratmeter$
Stromstärke $= [I] = A = Ampere$
Querschnitt $= [A] = m^2 = Quadratmeter$

> **Beispiel Glühbirne**
> *Obwohl die Stromstärke gleichbleibt, wird durch die Verringerung des Querschnitts eines Drahtes der Elektrodenstrom verdichtet. Der Draht wird zum Glühen gebracht. Die Stromdichte vergrößert sich proportional zur Querschnittsänderung und die Wärmeentwicklung ist dementsprechend auch proportional höher.*

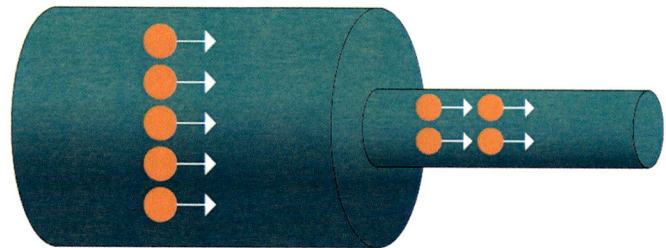

Abb. 3.1 Stromdichte, Firma Sutter Medizintechnik GmbH

In einer nicht homogenen Masse fließt der Elektrodenstrom dort, wo der geringste Widerstand für diesen ist. Dieser verteilt sich entsprechend inhomogen und konzentriert sich dort, wo kleine leitende Übergänge sind.

3.5 Elektrische Spannung

Elektrischer Strom fließt nicht von selbst, sondern benötigt eine elektrische Spannung als Ursache. Elektrische Spannung wiederum ist das Ergebnis einer Ladungstrennung(-differenz), beispielsweise einer Erhöhung der Konzentration an Elektronen an einer Stelle gegenüber einer anderen Stelle.

Entsprechend ist für das Fließen eines elektrischen Stromes eine gezielte Anhäufung von elektrischer Ladung notwendig. Je stärker die Elektronen an einer Stelle verdichtet werden, desto steiler ist das Konzentrationsgefälle an elektrischer Ladung und damit die elektrische Spannung.

Die Spannung ist keine absolute Größe; man kann also streng genommen nicht angeben, wie groß die Spannung an einer bestimmten Stelle ist. Spannung bezieht sich vielmehr stets auf zwei Punkte: Man kann mit einem Spannungswert demnach nur angeben, wie groß die Spannung zwischen zwei Punkten ist.

$$U = R \times I$$

Spannung $= [U] = V = Volt$
Widerstand $= [R] = \Omega = Ohm = V \div A =$ Volt pro Ampere
Stromstärke $= [I] = A = Ampere$

Diese Formel wird auch Ohmsches Gesetz genannt. Von dieser Formel lässt sich ableiten, dass bei einer konstanten Spannung die Stromstärke vom Widerstand abhängig ist.

Gemäß der technischen Konvention, dass Strom stets „von Plus nach Minus" fließt, kann die Spannungsdifferenz zwischen zwei Punkten als Maß dafür angesehen werden, wie stark und in welche Richtung der Strom von einem Punkt zum anderen fließen möchte.

Elektrische Spannung ist der Potenzialunterschied zwischen zwei Polen, zwischen denen der Strom tatsächlich fließt.

3.5.1 Gleichspannung

Bei Gleichspannung bewegen sich die Ladungsträger konstant in einer definierten Zeit von einem Pol zum anderen, man spricht auch von Gleichstrom (Abb. 3.2).

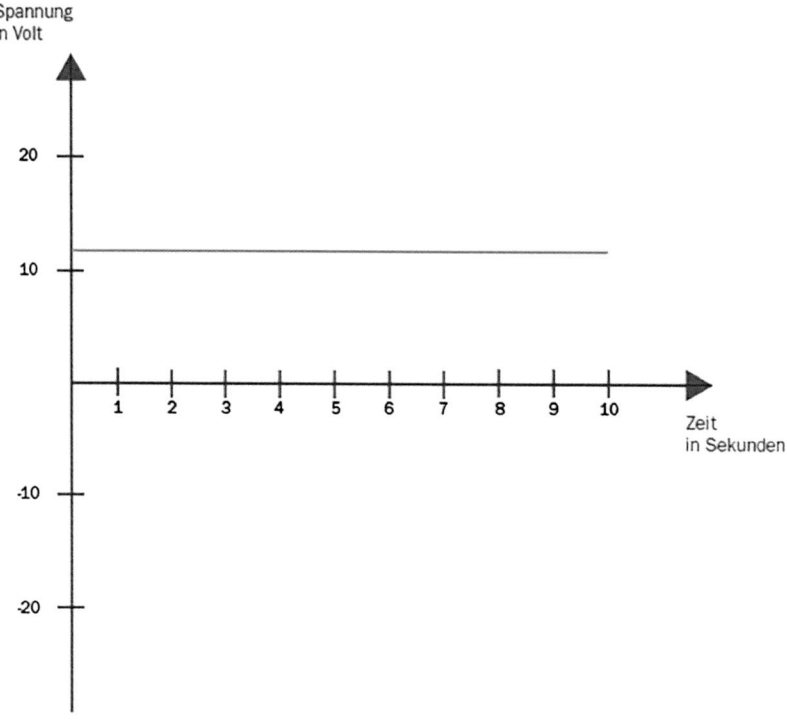

Abb. 3.2 Gleichstrom/Gleichspannung, Firma Sutter Medizintechnik GmbH

3.5.2 Wechselspannung

Eine Wechselspannung erkennt man daran, dass sich die Stromrichtung gleichmäßig und periodisch ändert, weshalb man auch vom Wechselstrom spricht. Die Änderung der Stromrichtung entsteht dadurch, dass die Spannung regelmäßig die Polarität ändert, indem die Teilchen alternierend fließen.

Die Wiederholungsrate, wie oft sich der Stromfluss in einer Sekunde ändert, nennt man Frequenz und hat die Maßeinheit Hertz [Hz].

1 Hz ist gibt eine (1) Schwingung pro Sekunde an (Abb. 3.3):

$$f = 1 Hz = 1 \div s$$

3.6   Leistung

Die Leistung gibt an, wie viel Energie in einer bestimmten Zeit umgesetzt wird.

$$P = U \times I = U^2 \div R = I^2 x R$$

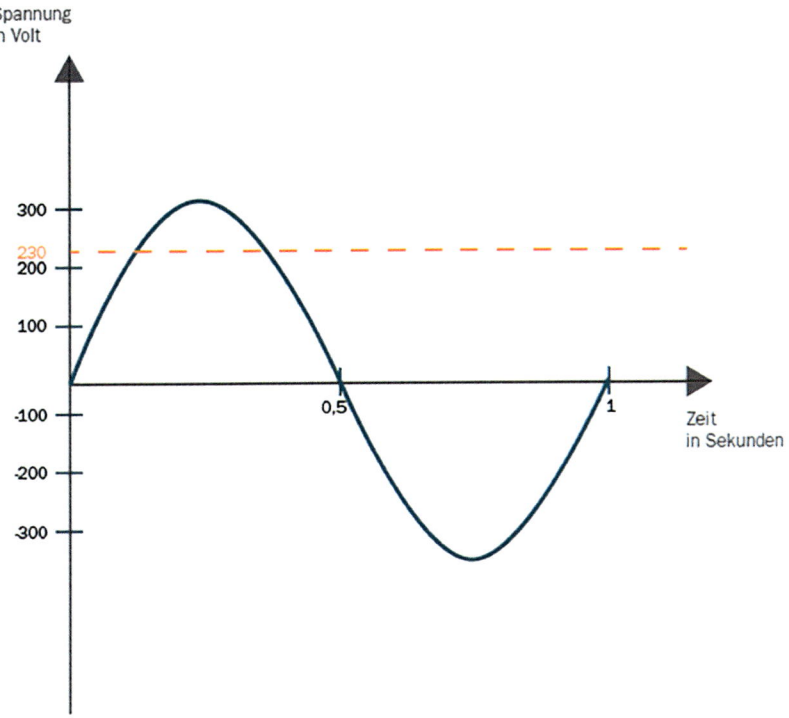

Abb. 3.3 Wechselspannung/Frequenz, Firma Sutter Medizintechnik GmbH

Leistung $= [P]=$W$=$Watt
Spannung $= [U]=V=Volt$
Widerstand $= [R]=\Omega=Ohm=V\div A = $ Volt pro Ampere
Stromstärke $= [I]=A=Ampere$

3.7   Widerstand

Jeder leitende Stoff stellt für den Strom einen Widerstand dar, der durch entsprechende Spannung überwunden werden muss. Hierbei wird immer Wärme erzeugt.

Man nennt diesen auch Ohmschen Widerstand, bezeichnet nach dem Ohmschen Gesetz:

$$R = U \div I$$

Widerstand $= [R]=\Omega=Ohm=V\div A = $ Volt pro Ampere
Spannung $= [U]=V=Volt$
Stromstärke $= [I]=A=Ampere$

Führt man nun die Formel aus Abschn. 1.1. (Energieerhaltungssatz) mit dem Ohmschen Gesetz zusammen, erkennt man die Verhältnismäßigkeit von Wärmemenge, Zeit und Widerstand.

$$E_{El} = Q_W = P \times t = U \times I \times t = U^2 \times t \div R = I^2 \times R \times t$$

Elektrische Energie $= [E_{El}] = J = Joule = Ws = Wattsekunde$
Wärmemenge $= [Q_w] = J = Joule = Ws = Wattsekunde$
Leistung $= [P] = W = Watt$
Zeit $= [t] = s = Sekunde$
Spannung $= [U] = V = Volt$
Stromstärke $= [I] = A = Ampere$
Widerstand $= [R] = \Omega = Ohm = V \div A = $ Volt pro Ampere

Der Kehrwert des Widerstandes ist der Leitwert. Ein Stoff mit hoher Leitfähigkeit hat einen geringen Widerstand und umgekehrt.

$$G = 1 \div R$$

Leitwert $= G$
Widerstand $= R$

Es muss erwähnt werden, dass jeder Stoff abhängig von der Temperatur und der Frequenz eigene Widerstandseigenschaften besitzen.

So gibt es kapazitive Widerstände, deren Werte mit steigender Frequenz sinken. Weiterhin kennt man induktive Widerstände, deren Werte mit steigender Frequenz steigen.

Zusätzlich gibt es Temperaturwiderstände, welche spezielle Eigenschaften bei eigenen Temperaturverläufen haben.

Für die Radiofrequenztherapie stellt das menschliche Gewebe durch den strukturellen Aufbau der Zellen primär einen kapazitiven Widerstand dar.

3.8   Permittivität

Die Permittivität wird auch dielektrische Leitfähigkeit genannt und beschreibt, wie stark sich ein Stoff durch ein elektrisches Feld polarisieren lässt.

$$Permittivität = [\varepsilon] = As \div Vm = Amperesekunde\ pro\ Voltmeter$$

Legt man Spannung an einen Stoff, entsteht ein elektrisches Feld. Die Ladungsverteilung der Moleküle im Stoff verändert sich und es resultiert ein Polarisationsfeld, welches dem elektrischen Feld entgegenwirkt und dieses schwächt.

Bei Anlegen einer Wechselspannung ändert sich nun die Polarisation träge, d.h. die Verschiebung der Ladungsträger geschieht zeitlich verzögert zu dem Umpolen des Wechselfeldes. Mit zunehmender Frequenz steigt dieser Effekt.

Bei dieser Verschiebung wird zudem Energie in Wärme umgesetzt. Man kann sich gut vorstellen, dass das Umpolarisieren mit Wechselfeldern hoher Frequenzen Wärmeverluste erzeugen. Eine bekannte Anwendung ist der Mikrowellenofen.

Die Permittivität ist frequenzabhängig und die Verhältnismäßigkeit wird Dispersion genannt.

Literatur

1. Tkotz K (2012) Fachkunde Elektrotechnik (28.Auflage 2012), Verlag Europa-Lehrmittel, Nourney
2. Grotz GB (o.D.) Grund-Wissen. https://www.grund-wissen.de/physik/elektrizitaet-und-magnetismus/stromstaerke-spannung-widerstand.html. Zugegriffen: 12. Juli. 2022
3. Reidenbach H-D (1983) Hochfrequenz- und Lasertechnik in der Medizin (softcover reprint of the 1st edition 1983). Springer-Verlag, Berlin
4. S. 22. Fachkunde Elektrotechnik. 28th ed. Haan-Gruiten: Verlag Europa-Lehrmittel, Nourney, Vollmer GmbH & Co. KG; 2012. 656 p. (Europa-Fachbuchreihe für elektrotechnische Berufe)

Technische Grundlagen

4

Es werden unterschiedlichste Geräte als Radiofrequenzgeneratoren geführt. Hierbei ist es oft schwierig, diese untereinander zu vergleichen, da Begriffe und technischen Spezifikationen von verschiedenen Herstellern oft anders genutzt werden.

Für die jeweiligen Therapieformen und chirurgischen Einsätze gibt es unterschiedliche Generatoren und Instrumente, die unterschiedlichen Eigenschaften und Einstellmöglichkeiten aufweisen. Zur genaueren Spezifikation beschreiben technische Einheiten wie Leistung oder Arbeitsfrequenz deren Leistungsmerkmale.

Ein Vergleich der technischen Spezifikationen, der speziellen Anwendungsmodalitäten und der Sonderfunktionen der jeweiligen Generatoren ermöglicht die optimale Wahl eines Gerätes, das eine Vielfalt an Einsätzen ermöglicht.

4.1 Definition Elektrochirurgie – Begriffsbestimmung nach Reidenbach

„Unter Elektrochirurgie versteht man die Anwendung von elektrisch erzeugter Energie zur Veränderung oder Zerstörung von Gewebezellen unter Beachtung bestimmter Minimalforderungen für medizinisch-chirurgische Instrumente." [1]

Diese weitgefasste Definition der Elektrochirurgie umfasst damit z.B. auch einen „geeignet modifizierten Lötkolben" als elektrochirurgisches Instrument. Die über die reine Tatsache einer Veränderung oder Zerstörung von Gewebe hinausgehenden Forderungen an das Verfahren bestehen in der Selbstbegrenzung der Zerstörung und der Kontrollierbarkeit

---

„Unter Mitarbeit von Michael Berndl"

durch den Therapeuten. Die Veränderungen bzw. Zerstörung müssen zu einem Gewebeheilungsverlauf führen, der sich von den Verhältnissen unterscheidet, die bei Verbrennungen 4. Grades entstehen. Bei einer massiven Verbrennung besteht immer die Gefahr einer Autointoxikation durch Resorption zerfallenen Eiweißes. In diesem Sinne kann auch die Einordnung des in der medizinischen Anwendung noch sehr häufig verwendeten Begriffes vom sog. „Elektrokauter" als irreführendes Synonym für ein hochfrequenzchirurgisches Gerätesystem erfolgen. Der „Elektrokauter" oder kurz „Kauter" ist ein Instrument, das ursprünglich zum Brennen diente. Es handelt sich dabei um ein Niederspannungsgerät, bei dem der heruntertransformierte Netzstrom für die Erwärmung eines elektrochirurgischen Instrumentes sorgt. Die jeweilige Elektrode wird dabei bis zur Rot- (525–1000°C) bzw. Weißglut (1200–1600°C) erhitzt und ist daher hinsichtlich des Funktionsprinzips vergleichbar mit den historischen Vorgängern des Kauters – den auf Rotglut erhitzten Metallstäben. [1]

Dieses Verfahren ist für den Chirurgen nur schwer kontrollierbar und führt zu irreversiblen Gewebeschäden wie Nekrose.

In der Anwendung haben sich daher die hochfrequenzchirurgischen Verfahren durchgesetzt. Reidenbach schlägt auch folgende Definition vor:

„Unter Hochfrequenz-Chirurgie versteht man die Anwendung von Hochfrequenz-Energie zur Veränderung oder Zerstörung von Gewebezellen und zur Gewebedurchtrennung bzw. -Entfernung in Verbindung mit mechanischer Operationstechnik" [1]

4.2   Anwendungen der Elektrochirurgie

4.2.1   Koagulieren

Bei der Koagulation wird Gewebe durch hochfrequenten Strom langsam erwärmt. Dabei verkocht intra- und extrazelluläre Flüssigkeit und das Gewebe schrumpft.

Im Prozess der Koagulation werden kolloidale Lösungen in ein Gel umgewandelt.

Dieses Gel als auch das Schrumpfen des Gewebes bewirken, dass perforierte Blutgefäße verschlossen werden und die Hämostase einsetzen kann.

Es gibt unterschiedliche Arten der Koagulation in der Elektrochirurgie:

- monopolare Koagulation,
- Funkenkoagulation,
- bipolare Koagulation und
- Kontaktkoagulation.

Dabei unterscheidet man 2 Wirkprinzipien:

Tritt Strom von der Elektrode in Gewebe ein, erwärmt sich das Gewebe an dieser Stelle durch elektrothermische Energieumwandlung (Ohmsche Erwärmung). Dieses wird dazu genutzt, Gewebe zu chirurgischen Zwecken zu denaturieren (Koagulation) oder größere Blutungen zu stillen (Hämostase). Diese Art der elektrochirurgischen Koagulation wird Kontaktkoagulation genannt und wird mittels kugelförmiger Elektroden oder der Flachseite einer klingenförmigen Elektrode durchgeführt.

Eine weitere Anwendungsmöglichkeit ist die gezielte Reduktion von Gewebe mittels eingestochenen Elektroden, was in diesem Fall postoperativ zu einer erwünschten Volumenreduktion im Gewebe (Radiofrequenz-Volumenreduktion) führen kann.

In der bipolaren Anwendung wird das Elektrodenpaar häufig als Pinzette oder Zange mit voneinander isolierten Schenkeln ausgeführt, die häufig für spezielle Präparationen ausgebildet sind (Abb. 4.1) [6].

Ein anderer Koagulationseffekt stellt sich ein, wenn die Spannung an der aktiven Elektrode so hoch ist, dass sich Funken von der Elektrode zum Gewebe ausbilden können. An

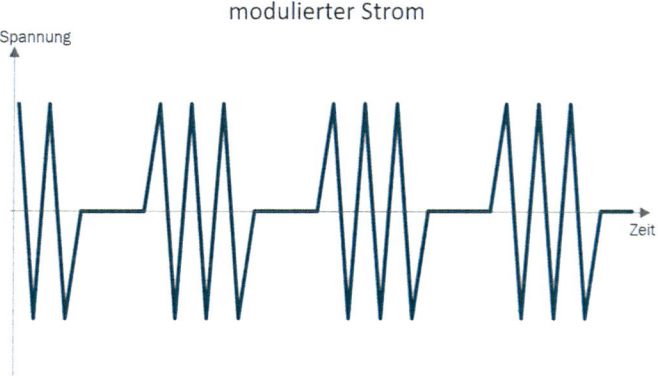

Abb. 4.1   Koagulationsstrom, Firma Sutter Medizintechnik GmbH

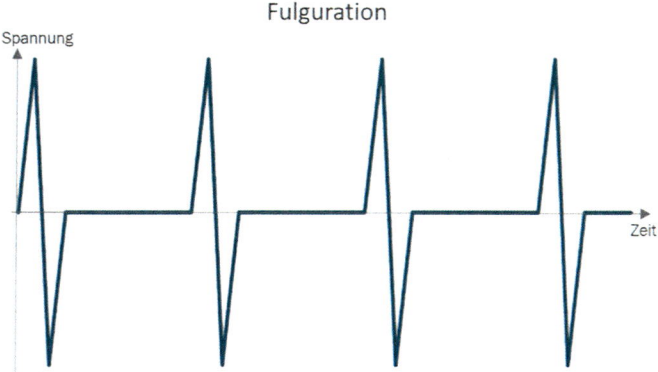

Abb. 4.2   Funkenkoagulation, Firma Sutter Medizintechnik GmbH

den Enden dieser Funken bilden sich Fußpunkte aus, in denen eine extrem hohe Temperatur, aber auch ein ebenso extremes Temperaturgefälle von innen nach außen herrscht, sodass die Koagulation nur in einer dünnen Schicht an der Oberfläche stattfindet. Damit lässt sich eine großflächige Hämostase mit nur geringer Schädigung des Gewebes in die Tiefe erreichen. Diese Art der Koagulation heißt Spraykoagulation und kann mit einer Nadelelektrode oder dem spitzen Ende einer Klingenelektrode durchgeführt werden (Abb. 4.2) [6].

4.2.2 Schneiden

Eine Elektrode in Form einer Nadel oder einfach ein feiner Draht wird verwendet, um Zellstrukturen aufzutrennen.

Dabei sind beim Schneiden zwei Ausgangssituationen möglich: entweder man ist mit der Elektrode bereits in Kontakt mit dem Gewebe und aktiviert diese dann oder man nähert sich dem Gewebe mit einer aktiven Elektrode.

Da Schneideelektroden eine kleine Kontaktfläche haben, hat man eine entsprechend hohe Stromdichte im umliegenden Gewebe. Dies führt bei Aktivierung zu einer umgehenden Erhitzung der Zelle, sodass der entstehende Dampfdruck diese explosionsartig zerreißt. Der entstehende Dampf wirkt isolierend zwischen Elektrode und Gewebe, der Ohmsche Stromfluss wird damit deutlich vermindert. Zwischen Elektrode und Gewebe baut sich nun Spannung auf, und es entstehen sehr hohe Energiedichten. Die Energieübertragung erfolgt nun über Funken, welche die einbezogenen Zellen vaporisieren.

Wenn man sich nun mit einer aktiven Elektrode dem Gewebe nähert, zündet ein Funke den Schneideprozess. Es entsteht isolierender Dampf und kommt zu der erwähnten Funkenbildung mit Vaporisation der Zellen.

Der Schnitt ist für den Chirurgen ohne mechanischen Kraftaufwand durchführbar und wird gerne mit dem Führen eines heißen Drahtes durch Butter verglichen. Durch den oben beschriebenen Prozess des isolierenden Dampfes und der entstandenen Temperatur verringert sich das Risiko einer Keimverschleppung und damit verbundener Infektionen [3].

Enthält das Gewebe nur wenig oder kein Wasser, funktioniert dieser Schneideprozess nur mäßig oder überhaupt nicht.

Mit den unterschiedlichen Radiofrequenzsonden gibt es zwei wesentliche Schneideformen:

- Schneiden (CUT) und
- Schneiden mit Koagulation (CUT COAG).

Diese unterscheiden sich in der Stromform (Abb. 4.3).

Bei einem glatten Schnitt (CUT) entsteht keine Verfärbung am Schnittrand; dieser wird auch gerne als „kalter" Schnitte bezeichnet (Abb. 4.4).

Dagegen entsteht bei einem Koagulationsschnitt (CUT COAC) durch die kurzen Pausen, in denen sich die Temperatur ausdehnen kann, ein Koagulationssaum, welcher die Hämostase begünstigt.

unmodulierter Strom

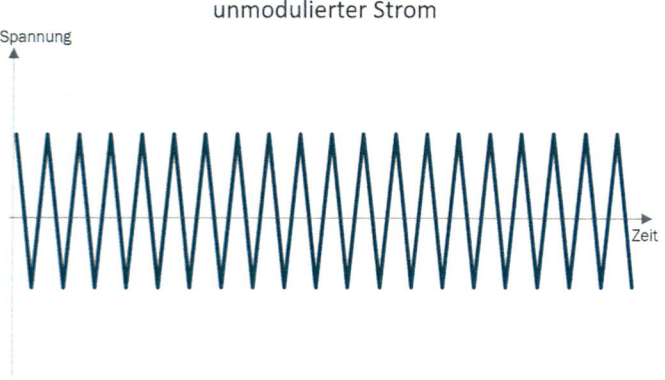

Abb. 4.3   Stromform Schneiden, Firma Sutter Medizintechnik GmbH

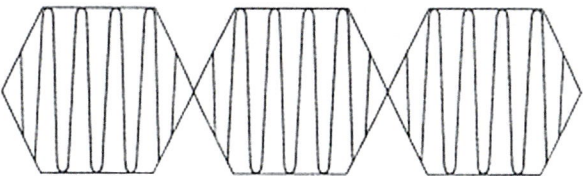

Abb. 4.4   Stromform Schneiden mit Koagulation

4.3   Einteilung der Frequenzen in der Elektrochirurgie

In der Technik werden Wellen in Frequenzbänder eingeteilt. Diese Einteilungen werden nach deren Ausbreitungsbedingungen und den damit verbundenen Effekten getroffen.

In der Medizin sind Stromtherapieformen etabliert, welche aufgrund der Elektrophysiologie in Frequenzbänder eingeteilt sind (Abb. 4.5).

Niederfrequenz Therapie	Mittelfrequenz Therapie	Hochfrequenz Therapie
0 Hz bis 1 KHz	1 KHz bis 100 KHz	Ab 100 kHz

Abb. 4.5   Elektrotherapieverfahren

Von dieser Einteilung ableitend, lässt sich festhalten, dass die Radiofrequenzchirurgie als Teilbereich der Hochfrequenztherapie zu sehen ist.

In der technische Bau Norm, IEC 60601-2-2, für hochfrequente chirurgische Generatoren wird den Medizinprodukteherstellern eine Mindestarbeitsfrequenz von 300 kHz und eine maximale von 5 MHz empfohlen.

Eine Unterteilung in die Bereiche Hochfrequenz und Radiofrequenz findet man nicht.

Einen Anhaltspunkt, die Elektrochirurgie in zwei Bereiche zu unterteilen, geben die elektrophysiologischen Eigenschaften des Gewebes.

4.4 Elektrophysiologische Eigenschaften von biologischem Gewebe

Allgemein besteht Gewebe aus einem Verbund aus Zellen in Faser- und Schichtstruktur. Der Intrazellularraum ist von einer Membran und vom Extrazellularraum umgeben.

Die intrazellulären Flüssigkeiten bestehen unter anderem, ähnlich den extrazellulären Flüssigkeiten, aus (Abb. 4.6):

- verschiedenen Salzionen,
- polaren Molekülen,
- polaren Proteinmolekülen und
- polaren Wassermolekülen.

Die Bestandteile unterscheiden sich verhältnismäßig in Geweben mit unterschiedlicher Funktion, und die Zusammenstellung variiert dem Alter des Patienten/der Patientin entsprechend.

Durch diesen strukturellen Aufbau ergeben sich für die Anwendung der Elektrochirurgie folgende elektrotechnische Eigenschaften des Gewebes:

Abb. 4.6 Zellaufbau, nach Nicole Amberg

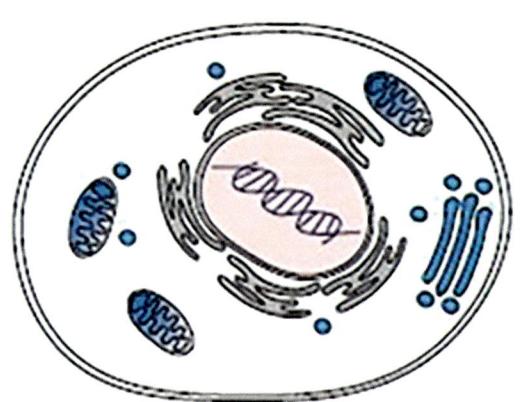

- Ohmscher Widerstand,
- Polarisierbarkeit,
- Faradischer Effekt,
- Erwärmung durch Hochfrequenz.
- Frequenzabhängige Leitfähigkeit

4.4.1 Gewebe als Ohmscher Widerstand

Gewebe verhält sich wie Ohmscher Widerstand. Der spezifische Widerstand ist bei gut durchbluteten Gewebestrukturen geringer als zum Beispiel bei Knochen, Knorpel und Fett (Abb. 4.7).

Je höher der Widerstand ist, umso weniger Strom kann fließen.

4.4.2 Polarisierbarkeit

Da die Gewebezellen aus polaren Molekülen bestehen, verändert sich die Ladungsverteilung durch ein äußeres elektrisches Feld (bei Anlegen einer elektrischen Spannung). Bei Gleichstrom und niederfrequentem Wechselstrom verschieben sich die Ionen, wobei positive Ionen zum Negativpol wandern und vice versa. Es kommt in den Zellen zu einer Ladungsverschiebung (Ionisierung), was auch als elektrolytischer Effekt bezeichnet wird.

Bei der Radiofrequenz-Chirurgie ist dieser Effekt nicht gewünscht, da es zu Zellschäden kommen kann.

Das Ausmaß, wie stark eine Substanz sich polarisieren lässt, nennt man Permittivität (Abschn. 3.8 Permittivität) (Abb. 4.8).

Abb. 4.7 Tabelle Spezifischer Widerstand ρ für verschiedene Gewebe im Bereich 0,3 MHz $\leq$ f $\leq$ 1 MHz (Messobjekt: Tiergewebe und Autopsiepräparate vom Menschen). (Nach [1])

Gewebe	
Urin	38-180
Blut	160-300
Muskel	160-250
Niere	160-260
Herz	200-230
Magenwand	250
Leber	200-380
Milz	270-300
Gehirn	670-700
Lunge	160-1000
Fett	1600-3300

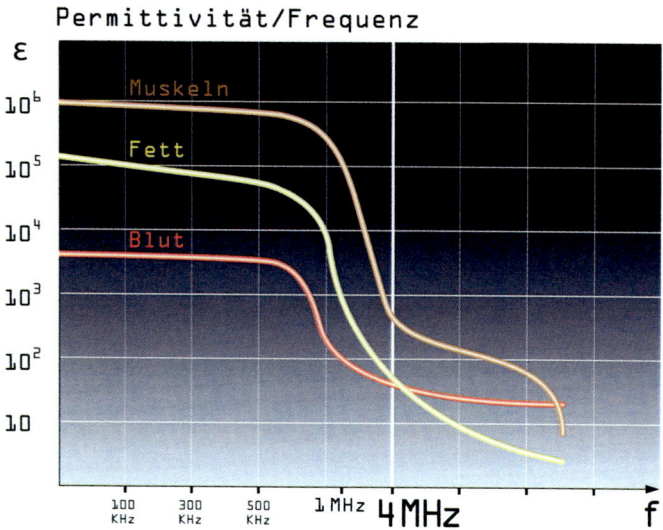

Abb. 4.8 Permittivität, Firma Sutter Medizintechnik GmbH

4.4.3 Faradischer Effekt

Bei Wechselströmen besonders bis 100 kHz tritt *der Faradische Effekt* auf. Nerven und Muskelzellen werden gereizt, wobei es zu Muskelkontraktionen kommt, die während des chirurgischen Eingriffes nicht erwünscht sind.

In der Baunorm sind Arbeitsfrequenzen von mehr als 300 kHz vorgeschrieben und Hersteller verwenden auch elektronische Schaltkreise, welche diesen *Faradischen Effekt* bestmöglich eliminieren.

4.4.4 Hochfrequenzerwärmung

Die Anwendung hochfrequenter, elektromagnetischer Energie führt im Gewebe zur Erwärmung. Hierbei werden Frequenzen von über 100 kHz angewandt, welche zu dem therapeutisch gewünschten Ergebnis führen, nämlich das Gewebe zu erwärmen. Im Allgemeinen spricht man von Hochfrequenztherapie.

Der hochfrequente Wechselstrom ($\geq$100 kHz) verursacht keine Reizungen und auch die Ionisierung wird verhindert.

Dieser erwähnte Effekt, dass der hochfrequente Wechselstrom keine Reizungen des Gewebes nach sich zieht, wird in der Hochfrequenztherapie genutzt, deren Bereiche sind:

- Kurzwellentherapie (27,12 MHz)
- Dezimeterwellentherapie (433,92 MHz)
- Mikrowellentherapie (2400 MHz)

Dabei wird durch die elektromagnetische Strahlung das Gewebe gezielt erwärmt. Die Frequenzen, die bei der Elektrochirurgie angewandt werden, befinden sich zwischen 300 kHz und 5 MHz.

Die Auswirkung der Temperatur auf Gewebe lässt sich Abb. 4.9 entnehmen .

Die auf das Gewebe wirkende Temperatur, welche durch elektrischen Strom verursacht wird, ist abhängig von der Frequenz des Stroms, des Gewebewiderstands, der Stromdichte und der Anwendungszeit.

4.4.5 Frequenzabhängige Leitfähigkeit

Durch verschiedene Experimente, Berechnungen und Verhältnismäßigkeiten zu den physikalischen Parametern hat man festgestellt, dass mit wachsender Frequenz die Leitfähigkeit von biologischem Gewebe in verschiedenen Stufen steigt.

In Abb. 4.10 ist das Spektrum der Permittivität und der Leitfähigkeit von Blutzellen in einem Frequenzbereich von 10 Hz – >10 GHz dargestellt (Abb. 4.10).

Temperatur	Gewebereaktion
Bis ca. 40 °C	Keine signifikante Zelländerungen
Ab ca. 40 °C	Reversible Zellschädigung (abhängig von der Expositionsdauer)
Ab ca. 49 °C	Irreversible Zellschädigung
Ab ca. 60-65 °C	Koagulation: Kollagene werden in Glukose umgewandelt, das kollagenhaltige Gewebe schrumpft und es kommt zur Hämostase blutender Gefäße
Ab ca. 90-100 °C	Dehydration/Desikkation (Austrocknung): Übergang von intra- und extrazellulärer Flüssigkeit in die dampfförmige Phase; Glukose kann aufgrund der Dehydration einen Klebeeffekt zeigen, das Koagulat schrumpft
Ab ca. 200 °C	Karbonisation: Das Gewebe verkohlt wie bei einer Verbrennung IV.Grades, unangenehmer Geruch des verbrannten Gewebes, der postoperative Verlauf kann beeinträchtigt werden
Einige hundert °C	Vaporisation (Verdampfung des Gewebes): Rauch und Gasentwicklung

Abb. 4.9 Wirkung von Temperatur auf Gewebe. [3] (Aus 2017 R. Kramme (Hrsg.), Medizintechnik)

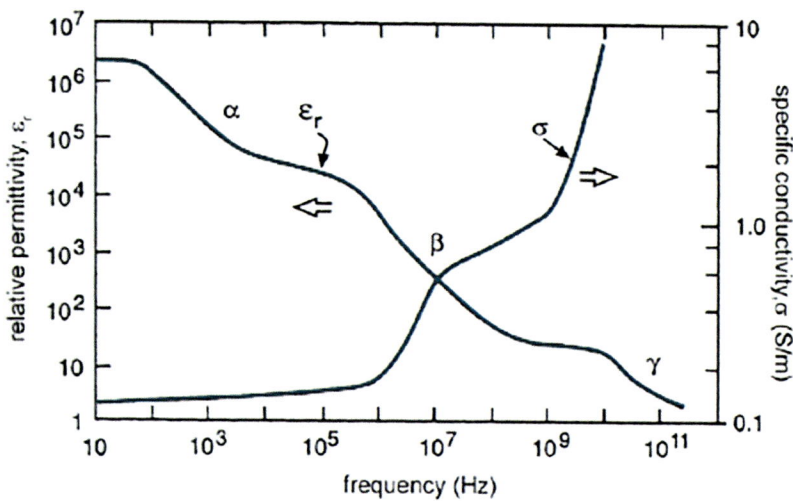

Abb. 4.10 Frequenzverlauf Spezifische Leitfähigkeit, nach [5] Gun L, Du Ning, Liang Z. 2017

„Der Verlauf der Kurve lässt sich darauf zurückführen, dass jede Stufe von einem unterschiedlichen physikalischen Prozess begleitet wird. α-Dispersionen (siehe 3.8. Permittivität) beziehen sich auf den Fluss der Ionen über der Zelloberfläche. β-Dispersionen entstehen durch den Ladungsaufbau an den Zellmembranen und dem intrazellulären Körper, während δ- und γ-Dispersionen sich durch Rotation der makromolekularen Strukturen entwickeln." [4]

„Die β-Dispersion tritt bei den Frequenzen 10 kHz bis 10 MHz (10^6 Hz bis 10^8Hz) auf. Die Ursache liegt primär im kapazitiven Ladungsaufbau der Zellmembrane und des membrangebundenen intrazellulären Körpers. Der Strom fließt durch die Zelle, während die Membran elektrisch kurzgeschlossen ist. Der Leitwert steigt mit der Verfügbarkeit des Zytoplasmas als Strompfad.

Je höher dabei die Frequenz wird, desto elektrisch homogener wird die Struktur – die kapazitiven Widerstandskomponenten werden weitgehend neutralisiert." [4]

„Für β-Dispersion ist eine dielektrische Abnahme von $\Delta\varepsilon = 104$ charakteristisch, doch Blut weist bei höheren Frequenzen $f = 3MHz$ einen dielektrischen Abfall von $\Delta\varepsilon = 2000$ auf." [4; Änderung des Autors]

Genau dieser Effekt unterscheidet die Radiofrequenz von der Hochfrequenz (HF).

Das heißt, mit höherer Arbeitsfrequenz sinkt der Widerstand, mehr Strom kann durch das Gewebe fließen.

Somit kann die Leistung reduziert werden, und man hat einen fokussierten Effekt. Es entsteht eine geringe laterale thermische Schädigung des Gewebes, während bei anderen Verfahren oft Nekrosen im Randbereich auftreten.

4.5   Energie

„Die therapeutischen Wirkungen gezielt im menschlichen Körper hervorzurufen, ist in erster Linie Aufgabe der ärztlichen Kunst. Da aber eine solche Wirkung der HF-Energie ein Glied einer Kausalitätskette darstellt, kommt der physikalisch-ingenieurwissenschaftlichen Seite des Gesamtproblems eine besondere Bedeutung zu, die sich z.B. darin äußert, dass die Wahl der jeweiligen Methode bzw. des Verfahrens über die HF-Energiezufuhr, die Energieaufnahme und die Energieverteilung das Wechselwirkungsausmaß und damit den Grad der räumlich-zeitlichen HF-Erwärmung bestimmt." [4]

Würde die Energie zu niedrig eingestellt werden, ist die Stromdichte zu gering, um einen Effekt zu erzielen. Würde man diese umgekehrt zu hoch einstellen, wird die Stromdichte so groß, dass unmittelbar eine, weitaus, zu hohe Temperatur erreicht wird und es zu ungewollten Schädigungen kommen kann.

Die Leistung wird so gering wie möglich und so hoch wie nötig eingestellt.

Bei der konventionellen Hochfrequenztherapie konzentriert sich das elektromagnetische Feld zwischen den Zellen. Dabei wird viel elektrische Energie in Wärmeenergie umgewandelt, um die Zelle zu denaturieren. Es kommt zu lateraler Erwärmung bis hin zu Nekrosen (Abb. 4.11).

Sobald die Zellmembranen bei der Radiofrequenz überbrückt werden, erfolgt der Energieeintrag homogen in das Zellinnere. Die Energie kann gezielt in der ganzen Zelle wirken. Es wird vermieden, dass sich nur die äußere Schicht der Zellmembran erwärmt, wie es bei der konventionellen Hochfrequenz der Fall ist (Abb. 4.12). Dieser gleichmäßige Energiefluss innerhalb der Zellen macht die Radiofrequenz zu einem optimalen Werkzeug in der Präzisionselektrochirurgie – sowohl für das Schneiden als auch für die Koagulation.

Auszug einer Arbeit über laterale Gewebeschädigung von HF und RF (Abb. 4.13):

Abb. 4.11 Zelle
Hochfrequenz, Firma Sutter
Medizintechnik GmbH

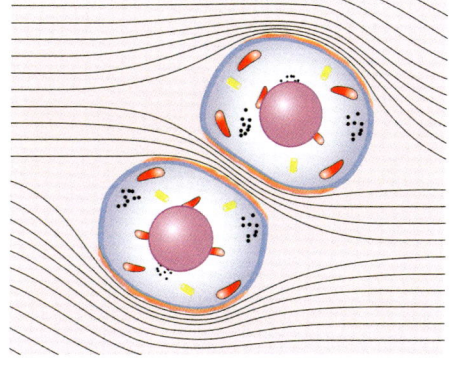

Abb. 4.12 Zelle
Radiofrequenz mit 4 MHz,
Firma Sutter Medizintechnik
GmbH

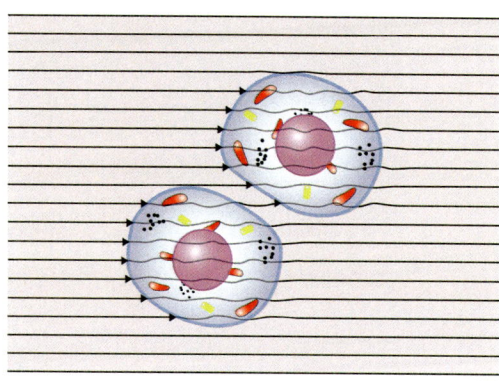

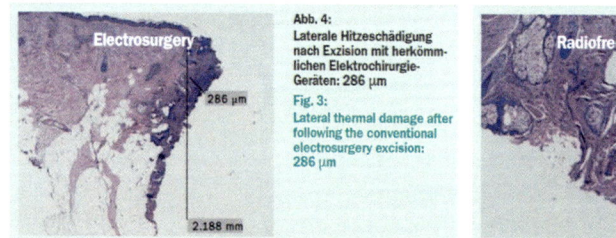

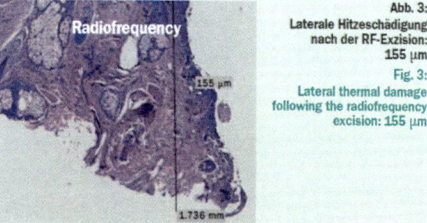

Abb. 4.13 Laterale Gewebeschädigung Hochfrequenz und Radiofrequenz. (Mod. nach [4])

Es wird hier ein Vergleich der histologischen Aufarbeitung der Hochfrequenz- versus Radiofrequenztherapie gezeigt, welche die Vorteile der Radiofrequenz-Technologie durch deutlich geringere Gewebeschädigung im Vergleich zu anderen Technologien darstellt.

Folglich wird die Radiofrequenz als Präzisionswerkzeug in der HNO-, Plastischen-, Derma-, Neuro- und Mikrochirurgie angewandt.

4.6 Generatoren

Die unterschiedlichen Generatoren lassen sich anhand von technischen Spezifikationen vergleichen. Diese sind:

• Arbeitsfrequenz/Ausgangsfrequenz:
  Es handelt sich um jene Frequenz des Stroms, welche am jeweiligen Ausgang (monopolar/bipolar) im jeweiligen Modus (Schneiden/Koagulieren) mit dem Instrument angewandt wird.
• Maximale Ausgangsleistung:

Dies ist die einstellbare Maximalleistung für den jeweiligen Eingriff; sie ist auch je nach verwendetem Modus in der Regel unterschiedlich. Sie beschreibt dabei die maximal mögliche Energie im jeweiligen Modus/Ausgang.

Wichtig: Mit der Leistung am Typenschild wird oft die maximale Aufnahmeleistung oder Eingangsleistung (Input-Power) des Generators gemeint. Es muss explizit die Ausgangsleistung angeführt sein.

Die Aufnahmeleistung beschreibt die maximal benötigte Energie des Generators für den Betrieb. Diese Kenngröße ist für die Verwendung im Stromnetz essenziell.

- Einstellgenauigkeit/Einstellstufen:
  Anhand der Einstellgenauigkeit des Generators kann die Leistung eingestellt werden. Generatoren können die tatsächliche Leistung in Watt anzeigen oder einen Vergleichswert anführen.

  Die Einstellwerte zweier unterschiedlichen Generatoren können nicht miteinander verglichen, bzw. übernommen werden. Es sind immer die Einstellhinweise des Herstellers zu beachten!

4.6.1 Monopolare Anwendung

In der monopolaren Anwendung hat der Chirurg eine aktive Elektrode in der Hand und eine Neutralelektrode wird am Patienten platziert. Beide sind mit dem Generator verbunden.

Die aktive Elektrode ist ein feines Instrument, an dessen Spitze eine hohe Energiedichte entsteht. Damit die Energie gut abgeleitet werden kann, wird die Neutralelektrode üblicherweise über Muskelgewebe, am Oberschenkel oder dem Oberarm geklebt. So kann man bewerkstelligen, dass die Energie über eine gut leitende Stelle abgeleitet wird. Am besten sollte die Elektrode möglichst nah am zu operierenden Gebiet angebracht werden, wodurch bei Eingriffen im HNO-Bereich hauptsächlich der Oberkörper empfohlen wird.

Die Neutralelektrode ist im Vergleich zur aktiven Elektrode deutlich größer, damit kein thermischer Schaden am Übergang von Gewebe zu Neutralelektrode entsteht. Der Strom verteilt sich über die Fläche der Neutralelektrode. Diese muss gut angebracht werden an gereinigter Haut, um ein Ablösen derselben zu vermeiden (Abb. 4.14 und 4.15).

Die verschiedenen Modi von Schneiden (CUT), Schneiden mit Koagulation (CUT COAG) und Koagulation (COAG) unterscheiden sich vor allem in der Stromform. Während beim „kalten" Schnitt ein harter, nicht modulierter Hochfrequenzstrom fließt, der das Gewebe sofort explosionsartig vaporisiert, wird dem Gewebe beim Koagulieren langsam Zeit gegeben sich zu erwärmen. Dabei trocknet das Gewebe aus und der Radiofrequenzgenerator muss den erhöhten Gewebswiderstand durchwachsende Stromdichte (mehr Leistung) ausgleichen. Durch eine ständige Gewebswiderstandsmessung lässt sich beim Koagulieren so der gewünschte Austrocknungsgrad des Gewebes einstellen.

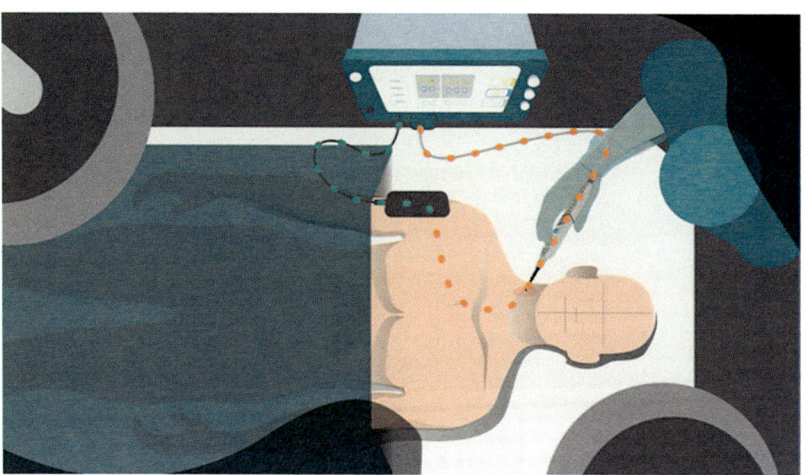

Abb. 4.14 Monopolare Anwendung, Firma Sutter Medizintechnik GmbH

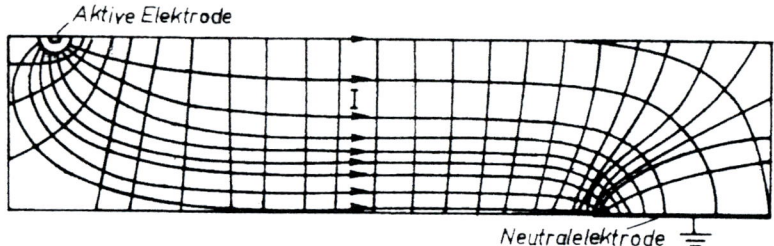

Abb. 4.15 Monopolares Verfahren: Stromlinien bei asymmetrischer Anordnung von Aktiv- und Neutralelektrode (nach[1])

4.6.2   Bipolare Anwendung

Bei der bipolaren Anwendung hat man beide, fast gleich große Elektroden in der Hand. Eine klassische Anwendung ist das Arbeiten mit einer bipolaren Pinzette.

Der Vorteil ist, dass der Strom sich zwischen den Branchen (Elektrodenspitzen) des Instruments konzentriert und der Chirurg dadurch sehr gezielt das Gewebe denaturiert (Abb. 4.16 und 4.17).

4.6.3   Sonderfunktionen – Auto-Start, Auto-Stopp und Timer

Auto-Start und Auto-Stopp (Abschaltautomatik) sind für die bipolare Koagulation sehr komfortable Einstellmöglichkeiten.

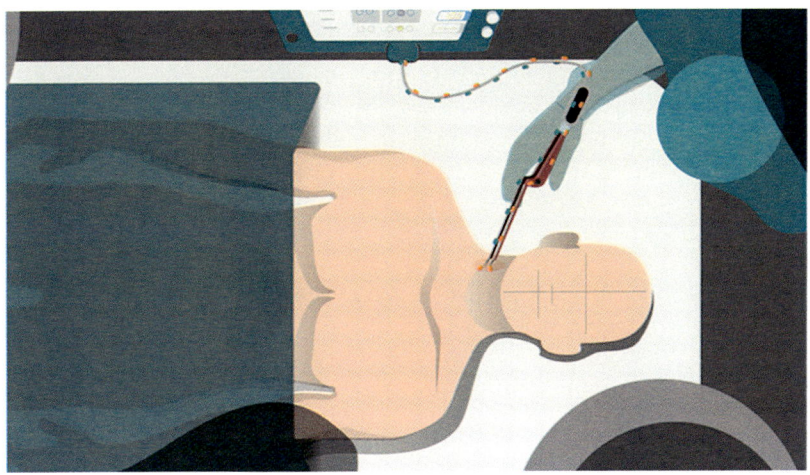

Abb. 4.16 Bipolare Anwendung, Firma Sutter Medizintechnik GmbH

Abb. 4.17 Stromlinien beim bipolaren Verfahren, nach [1]

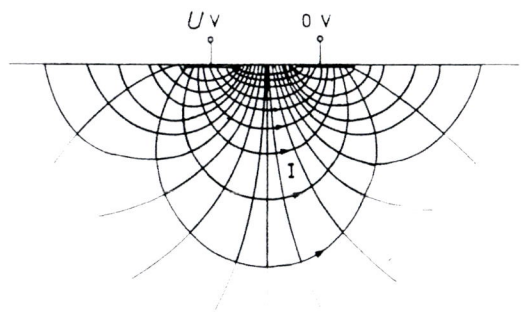

Bei Auto-Start wird automatisch die Energie nach Gewebekontakt aktiviert. Dabei kann auch eine Verzögerung eingestellt werden. Dies funktioniert ohne Fußtaster und ist demjenigen zu empfehlen, der auch bei der bipolaren Kaustik gerne ohne Fußschalter arbeitet. Jene, die den Stromfluss erst nach Tätigen des Pedals gewohnt sind, sollten dies beibehalten, um unnötige Verbrennungen zu vermeiden.

Die Auto-Stopp-Funktion deaktiviert die Energie bei Erreichen des optimalen Koagulationsergebnisses automatisch und hat den Vorteil, dass es bei interstitiellen Verfahren, wie der Gewebeschrumpfung in Tonsillen oder Nasenmuscheln, oder oberflächlichen Anwendungen nicht zu einer über die thermische Wirkung hinausgehende Koagulation oder Nekrose von Weichteilgewebe kommt.

Der Timer ermöglicht, dass die Energie nur für eine definierte Zeit aktiviert ist. Diese Funktion kann in Kombination mit Auto-Start oder dem Fußtaster verwendet werden. Der Timer ist besonders bei vielen Wiederholungen sinnvoll, da eine zu lange Exposition des behandelnden Gewebes verhindert wird.

4.6.4   Sicherheitsrelevante Aspekte

Die Verwendung eines Radiofrequenzgenerators erfordert sicherheitsrelevante Maßnahmen:

- Korrekter Sitz der Neutralelektrode :
  Die Neutralelektrode muss mit der Haut großflächig verbunden sein, damit es beim Übergang der Energie vom Körper auf die Neutralelektrode zu keinen Verletzungen des Patienten kommt. Anzeige der Warnlampe am Generator beachten – diese gibt in der Regel ein lautes Signal, sowohl, wenn die Elektrode nicht gut klebt oder auch, wenn sie bei monopolaren Eingriffen noch nicht angebracht wurde.
- Implantate/Herzschrittmacher:
  Die Angaben des Implantat Herstellers müssen beachtet werden.
- Metallschmuck :
  Metallschmuck und Piercings sollten nach Möglichkeit entfernt werden, um ungewollte Verbrennungen zu vermeiden.
- Anfeuchten trockener Haut:
  Damit die Haut gut leitend ist, muss diese vor einem Schnitt gut angefeuchtet werden. Dies gilt auch bei kosmetischen Eingriffen oder Entfernen kleiner Hautanhängsel und dergleichen. Es sollte sich daher immer ein feuchter Tupfer in der freien Hand befinden, um das Gewebe nach jedem Scheiden/Abtragen mit Schlingen und ähnlichen Sonden zu befeuchten.
- Alkoholische Desinfektionsmittel:
  Die Funkenbildung kann alkoholische Desinfektionsmittel entzünden.

Jedes Gerät sollte vor dem Einsatz getestet werden und das akustische Signal, welches den aktivierten Zustand und auch etwaige Fehler anzeigt, muss gut hörbar eingestellt sein.

Literatur

1. Reidenbach H-D (1983) Hochfrequenz- und Lasertechnik in der Medizin (softcover reprint of the 1st edition 1983). Springer-Verlag, Berlin: 51, 105–109
2. Liliya B, Nataliya K (2018) Modeling of dielectric permittivity of the erythrocytes membrane as a three-layer model. https://doi.org/10.30525/978-9934-571-31-2_2 2: 25–27
3. Rüdiger Kramme Hrsg (2017) Medizintechnik, Verfahren – Systeme – Informationsverarbeitung (5. Aufl.). Springer-Verlag GmbH, Deutschland (Erstveröffentlichung 1997): 623
4. Kasten R (2008) Radiofrequency Surgery Spares Tissue and Improves Operation Comfort in Skin Surgery. ENT News, Sept/Oct
5. Gun L, Du Ning, Liang Z (2017) Effective permittivity of biological tissue: comparison of theoretical model and experiment. Math Probl Eng. 2017:1–7. https://doi.org/10.1155/2017/7249672

Quellenverzeichnis

4.1 S. 51, 105, 109. Reidenbach H–D. Hochfrequenz- und Lasertechnik in der Medizin: Grundlagen und Anwendungen hochfrequenter elektromagnetischer Energie für therapeutische Wärme. Berlin, Heidelberg: Springer Berlin Heidelberg; 1983. 292 p.
4.2 Sutter Medizintechnik GmbH(2019). Gebrauchsanweisung CURIS®: 4 MHz Radiofrequenz-Generator REF 89 91 00.:4
4.3 Kramme R. Medizintechnik: Verfahren – Systeme – Informationsverarbeitung. 5th ed. Berlin: Springer; 2017. 1074 p. (Springer Reference Technik).
4.4 S. 25, 26, 27 Batyuk L, Kizilova N. MODELING OF DIELECTRIC PERMITTIVITY OF THE ERYTHROCYTES MEMBRANE AS A THREE-LAYER MODEL. In: Development trends in medical science and practice: the experience of countries of Eastern Europe and prospects of Ukraine: Publishing House "Baltija Publishing"; 2018.
4.5 S. 3, Natasa Pavselj, Damijan Miklavcic (2006) Electric properties of tissues DOI:https://doi.org/10.1002/9780471740360.ebs0403

Medizinische Grundlagen

5

„Krankheiten, die Arzneimittel nicht heilen, heilt das Messer, die das Messer nicht heilt, heilt das Feuer, die das Feuer nicht heilen kann, die muss man als unheilbar bezeichnen"

Die Ärzte um Hippokrates 400 v. Chr. haben bereits Hitze zur Behandlung von Geschwüren und Tumoren angewendet [1]. Nachdem bis ins 19. Jahrhundert nur glühende Eisen Hitzeanwendungen am menschlichen Körper ermöglichten, wurde, nach der Entdeckung der Elektrizität, in einer Gleichstromapparatur eine Drahtschlinge erhitzt, die direkt am Gewebe wirken konnte. Nun konnte erstmals ein kaltes Instrument in den Körper eingebracht werden, welches am Ort der Pathologie gezielt erhitzt wurde [2]. Da aber Gleichstromanwendungen wegen der Elektrolyse prinzipiell in Geweben ungeeignet sind und bei niedrigen Wechselströmen tetanische Kontraktionen durch neuromuskuläre Exzitation auftreten, wurden Hochfrequenzgeneratoren entwickelt, die einen gezielten Stromfluss zwischen zwei Polen durch den menschlichen Körper ermöglichten. Beim Therapiekonzept der Elektrokoagulation floss erstmals ein geschlossener Wechselstromkreis durch den Körper des Patienten. Der Patient musste auf einer Metallplatte liegen und berührte eine Elektrode, die eine weit tiefere Läsion der erkrankten Haut ermöglichte als bei oberflächlichen Hitzeanwendungen. Damit war das Prinzip der monopolaren hochfrequenten Wechselstromanwendung mit Aktiv- und Neutralelektrode geboren [3]. Die weitere Verfeinerung der Technologie ermöglichte schließlich das Schneiden von Gewebe, die sog. Elektrotomie, durch gezielte kleine Funkenentladungen. Da der handelsübliche Wechselstrom von nur 50 Hz einen faradischen Effekt an der Zelle entwickelt und es damit zur neuromuskulären Anregung im menschlichen Gewebe kommt, wurden Hochfrequenzgeneratoren entwickelt, bei denen der Wechselstrom so schnell die Richtung wechselt, dass dieser Effekt nicht mehr auftritt. Da dies ab 300 kHz der Fall ist, arbeiten medizinische Hochfrequenzgeräte nicht unter diesem Bereich [4]. 1926 entwickelte der amerikanische Physiker Bovie das elektrische Messer durch die Entwicklung eines so geeigneten Hochfrequenzgenerators. Diese Methode war so

C. Lill und K. Stelter, *Radiofrequenztherapie in der Kopf-Hals-Chirurgie*, https://doi.org/10.1007/978-3-662-67826-8_5

durchschlagend, dass sich bis heute in angloamerikanischen Ländern das Wort „to bovie" für das elektrische Schneiden etabliert hat [5].

Der Effekt der elektrischen Energie im menschlichen Gewebe ist von der Temperaturerhöhung abhängig. Aufgrund des Funktionsverlustes der meisten Enzyme stirbt eine lebende Zelle bei Temperaturen über 45 Grad konsekutiv. Temperaturen über 70 Grad Celsius führen zur Denaturierung von Proteinen und zur Verdampfung von Intra- und Extrazellularflüssigkeit. Die Folge ist eine Schrumpfung des Gewebes und auch der Verschluss kleiner Blutgefäße. Über 100 Grad Celsius kommt es zu einer starken Dehydratation von Gewebe. Bei Temperaturen über 200 Grad Celsius verkohlt das Gewebe. Dies entspricht einer Verbrennung vierten Grades mit einer starken Widerstandszunahme für den elektrischen Strom. Ab ca. 500 Grad Celsius erfolgt eine explosionsartige Verdampfung von Gewebe. Aus diesen thermischen Effekten ergeben sich die zwei Hauptanwendungen der Elektrochirurgie, nämlich Koagulation und Schneiden.

Hauptziel der Koagulation ist die Gewebeschrumpfung und Hämostase. Diese geht immer einher mit Gewebedestruktion. Die Tiefenausdehnung dieser Zerstörung hängt von der Stromdichte im Gewebe ab. Bei sehr hohen Strömen kommt es zur raschen Ausbildung einer Verkohlungszone, die wiederum die weitere Wärmeleitung hemmt und deshalb die Größe der Läsion begrenzt.

Wünscht man eine **größere Ausdehnung der Koagulation,** muss daher ein **geringerer Strom** über einen **längeren Zeitraum** wirken [3]. Die interstitielle Anwendung von Radiofrequenzwechselstrom ermöglicht im HNO-Bereich eine Tiefenbehandlung von submukösem Gewebe mit minimalinvasivem Zugang durch eine Gabel- oder Nadelelektrode. Durch eine proximale Isolatorschicht wird die durchstochene Schleimhaut und Submukosa weitgehend intakt gelassen. Der biologische Schrumpfungseffekt hängt dabei von den jeweiligen Gewebeeigenschaften wie Dichte, Vernarbung und vor allem der Durchblutung ab, die einen kontinuierlichen Energieabtrag leistet und somit die Gesamtenergiemenge verändert. Flüssigkeitsreiche Gewebe können mehr Energie aufnehmen als trockene bindegewebige Areale. Der Radiofrequenzstrom hat an der Sonde die höchste Dichte. Dann nimmt die Intensität mit steigendem Abstand von der Sonde stark ab, sodass sich sehr scharf begrenzte, in der Größe definierbare Läsionen erzeugen lassen. Insbesondere bipolare Nadelelektroden erzeugen morphologisch klar umgrenzte Läsionen in der Form eines Kegels (Rotationsellipsoid). Das initial devitalisierte Gewebe erfährt in den Tagen und Wochen nach der Behandlung Abbauprozesse und Vernarbung, was grundsätzlich zu Volumenreduktion und vermehrter Steifigkeit des Gewebes führt. Vorteile der interstitiellen Radiofrequenzbehandlung sind vor allem die gezielte Erreichbarkeit von konventionell schwer zugänglichem und gut durchblutetem Zielgewebe. Daher wurden die ersten Radiofrequenzbehandlungen zur transkutanen Ablation von Lebermetastasen angewendet. Erst später entdeckte die HNO diese interstitielle Technologie für die Straffung von Gewebe bei Hypertrophien submuköser Strukturen der Nasenmuscheln, des Gaumens oder Zungengrundes [6–8].

Die Elektrotomie, also das Schneiden von Gewebe mit Strom, erfolgt mittels hohen Stromflusses an einer sehr kleinen aktiven Elektrodenspitze. Es kommt punktuell zu

Tab. 5.1 Temperatureffekte im menschlichen Gewebe

Ab 45 °C	Funktionsverlust der Enzyme, einleiten der Zellapoptose
Ab 70 °C	Denaturierung von Proteinen und Verdampfung der Intrazellularflüssigkeit Schrumpfung von Gewebe und Verschluss kleinerer Blutgefäße
Ab 100 °C	Starke Dehydratation, Koagulation und Schrumpfung
Ab 200 °C	Verbrennung 4. Grades mit Verkohlung (Carbonisation)
Ab 500 °C	Explosionsartige Verdampfung des Gewebes

einer starken Temperaturerhöhung mit explosionsartiger Erhitzung intra- und extra-zellulärer Flüssigkeit. Es resultiert ein Verdampfen und Zerreißen der Zellmembranen. Dabei erfolgt intermittierend auch ein Stromfluss über den leitenden Gewebedampf im Sinne eines Lichtbogens mit gleichzeitiger Koagulation der Schnittränder, an denen der Temperaturgradient dann aber stark abfällt und sich an die dünne Karbonisations-zone eine Denaturierungszone anschließt. Die Breite des Koagulationssaumes ist von der Modulation des HF-Stromes und von der Schnittgeschwindigkeit abhängig. **Langsames** Schneiden mit **niedriger** Leistung führt auch hier zu einer breiteren Koagulationszone und somit **besseren Blutstillung** [8] (Tab. 5.1).

> **Fazit für die Praxis!**
> Hohe Leistung bedingt eine sehr rasche Austrocknung mit Bilden einer Carbonisa-tionszone. Carbonisation hemmt die weitere Wärmeleitung und begrenzt deshalb die Größe der Läsion. Möchte man eine größere Schrumpfungszone oder bessere Blutstillung, muss daher ein geringerer Strom über einen längeren Zeitraum wir-ken.
> Beim monopolaren Schneiden führen langsame Bewegungen mit niedriger Leistung zu einer breiteren Koagulationszone und somit besseren Blutstillung.

Literatur

1. Hippocrates (2002) On the articulations. The genuine works of Hippocrates. Clin Orthop Relat Res 400:19–25
2. Sachs M, Sudermann H (1998) History of surgical instruments: 7. The first electrosurgical inst-ruments: galvanic cauterization and electric cutting snare. Zentralbl Chir 123(8):950–954
3. Bran GM, Moch M, Hormann K, et al. (2007) Electrosurgical concepts in ENT medicine. His-tory, fundamentals and practice. HNO 55(11):899–911
4. Bran GM, Hunnebeck S, Herr RM, et al. (2013) Bipolar radiofrequency volumetric tissue re-duction of the inferior turbinates: evaluation of short-term efficacy in a prospective, random-ized, single-blinded, placebo-controlled crossover trial. Eur Arch Otorhinolaryngol 270(2):595–601.

5. Goldwyn RM (1979) Bovie: the man and the machine. Ann Plast Surg 2(2):135–153.
6. Stelter K, Patscheider M (2014) Sicher schneiden mit Strom. HNO Nachrichten 44(5):34–40.
7. Stuck BA, Kopke J, Hormann K, et al. (2005) Volumetric tissue reduction in radiofrequency surgery of the tongue base. Otolaryngol Head Neck Surg 132(1):132–135.
8. Smith TL, Smith JM (2001) Electrosurgery in otolaryngology-head and neck surgery: principles, advances, and complications. Laryngoscope 111(5):769–780.

Anwendungen im Allgemeinen

6

Eine Therapie mit unterschiedlichen Radiofrequenzgeräten und dem entsprechendem Equipment kann in allen möglichen Teilbereichen angewandt werden. Nicht nur in der Hals-Nasen-Ohren-Heilkunde wird die Radiofrequenztherapie verwendet, auch bei allgemeinchirurgischen Eingriffen wie auch dermatologischen und plastischen Operationen sowie in der Behandlung chronischer (Wirbelsäulen-)Schmerzen kann mit der Radiofrequenztherapie gearbeitet werden.

Weltweit als erstes wurden Mitte der 1980er-Jahre mit der Radiofrequenztherapie Ablationen von Lebermetastasen durchgeführt. Die Idee der interstitiellen Schrumpfung von Raumforderungen hat inzwischen neben Hämangiomen der Leber auch in die Therapie der Schilddrüse Einzug gehalten.

Weil in solchen Fällen keine ausreichende histologische Aufarbeitung erfolgen kann, darf die Radiofrequenztherapie nur dann eingesetzt werden, wenn zuvor eine Biopsie durchgeführt werden und eine Malignität ausgeschlossen werde konnte oder – wie im Falle der Lebermetastasen – die Radiofrequenztherapie gezielt eingesetzt wird, um Metastasen zu veröden und Lebergewebe zu schonen.

Bei malignen oder hochgradig verdächtigen Läsionen der Schilddrüse oder anderer Organe sollte von einer Radiofrequenztherapie Abstand gehalten werden. Lesen Sie Genaueres in Kap. 10 über die Schilddrüse.

© Der/die Autor(en), exklusiv lizenziert an Springer-Verlag GmbH, DE, ein Teil von Springer Nature 2024
C. Lill und K. Stelter, *Radiofrequenztherapie in der Kopf-Hals-Chirurgie*, https://doi.org/10.1007/978-3-662-67826-8_6

Anwendungen im Speziellen

7

7.1 Radiofrequenztherapie an den unteren Nasenmuscheln

7.1.1 Einleitung und Grundlagen

Die Nasenmuscheln dienen mit ihrer großen Oberfläche und den umgebenden Schwellkörpern der Luftregulation in der Nase. Ähnlich wie Heizungsrippen liegen sie bei geradem Septum exakt im Luftstrom und können diesen durch An- und Abschwellen verändern. Die Nasenmuscheln sind überzogen von respiratorischem Epithel mit einem Flimmerhärchentransport ins Naseninnere. Nur dadurch ist es der Nase auf so kurzem Wege möglich die Luft effektiv zu reinigen, zu erwärmen und zu befeuchten. Das An- und Abschwellen der Nasenmuscheln geschieht physiologischerweise nach Bedarf. In Ruhe und bei leichteren Arbeiten, also bei niedriger sympathischer Aktivität, schwellen die Nasenmuscheln an und reduzieren den Luftstrom. Dabei nimmt die Filterleistung und Befeuchtungsleistung der Nase zu. Das Anschwellen der Nasenmuscheln geschieht durch Erweiterung des Gefäßplexus unter der Schleimhaut. Es kann willentlich nur schwer beeinflusst werden und wird durch sympathische Nervenfasern reguliert. Das An- und Abschwellen der Nasenmuscheln unterliegt einem Zyklus, der bei den meisten Menschen nachweisbar ist und zwischen 2–10 h pro Nasenseite dauert. Dabei schwillt eine Nasenmuschelseite stark an und reduziert den Luftstrom auf der betroffenen Seite fast bis zur Totalverlegung. Diese Seite befindet sich im Ruhe- oder Reinigungsmodus. Die

---

Ergänzende Information Die elektronische Version dieses Kapitels enthält Zusatzmaterial, auf das über folgenden Link zugegriffen werden kann https://doi.org/10.1007/978-3-662-67826-8_7. Die Videos lassen sich durch Anklicken des DOI Links in der Legende einer entsprechenden Abbildung abspielen, oder indem Sie diesen Link mit der SN More Media App scannen.

© Der/die Autor(en), exklusiv lizenziert an Springer-Verlag GmbH, DE, ein Teil von Springer Nature 2024
C. Lill und K. Stelter, *Radiofrequenztherapie in der Kopf-Hals-Chirurgie*,
https://doi.org/10.1007/978-3-662-67826-8_7

angeschwollene Nasenmuschel befeuchtet sich selbst und reinigt sich durch den Flimmerhäarchenschlag in dieser Zeit. Danach wird der Blutstrom in der Nasenmuschelseite reduziert, die Nasenmuschel schwillt ab, der Luftstrom erhöht sich und die Nasenseite geht in den Arbeitsmodus über. Dabei kommt der unteren Nasenmuschel mit ca. 60 % der Oberfläche die höchste Bedeutung bei der Luftstromregulation zu [1].

Alle Eingriffe an der unteren Nasenmuschel greifen in dieses komplexe Regulationssystem ein und müssen daher wohl überlegt und so schonend wie möglich durchgeführt werden.

Radikale Gewebereduktionen, wie die Turbinektomie, nehmen der Nase die Luftstromregulationsmöglichkeit und führen zu einer starken Austrocknung und Verkrustung. Auch wenn nach einer radikalen Nasenmuschelreduktion die Durchflusswerte in der Rhinomanometrie vielleicht viel besser sind, spürt der Patient durch die Vernarbung und Verborkung den Luftstrom nicht und empfindet die Nase als verstopft, obwohl diese fast leer ist (sog. Emtpy Nose Syndrome) [2]. Aufgrund dieser Erkenntnisse haben sich in den letzten Jahren immer schleimhautschonendere und minimalinvasivere Verfahren an der unteren Nasenmuschel durchgesetzt [3].

Dabei hat sich die interstitielle bipolare Radiofrequenztherapie an der unteren Nasenmuschel als besonders schonend, einfach und effektiv gezeigt. Dabei wird eine Gabeloder Nadelsonde mit zwei Elektroden (bipolar) und Isolatoren am Schaft in die untere Nasenmuschel eingestochen und der Radiofrequenzstrom appliziert. Der Strom breitet sich zwischen den beiden Elektroden aus und führt zu einer scharf begrenzten Koagulation mit gleichzeitiger Blutstillung in dem sehr gut durchbluteten Schwellkörper. Moderne Radiofrequenzgeneratoren messen den elektrischen Widerstand des Gewebes kontinuierlich und regulieren die Stromabgabe so dezidiert, dass eine optimale Läsionsgröße in der unteren Nasenmuschel entsteht. Die interstitielle Destruktionszone wird dabei in den nächsten Tagen und Wochen abgebaut und führt dabei zu einer Schrumpfung des Gewebes. Ziel ist es, den Schwellkörper zu reduzieren und gleichzeitig die Schleimhaut nicht zu verletzen oder zu verbrennen, sodass nur minimale Verkrustungen entstehen und der Nasenzyklus aufrechterhalten werden kann.

7.1.2 Indikation und präoperative Untersuchungen

Mit dem Wissen um den Nasenzyklus und den physiologischen Aufgaben der Nasenmuscheln stellt sich die Frage, ob es überhaupt eine Indikation zur Verkleinerung der Nasenmuscheln gibt. Pansaisonale Allergien (insbesondere die Haustaubmilbenallergie) und Nasensprayabusus sind die häufigsten Gründe für eine Hyperplasie der Nasenmuscheln. Die Patienten profitieren unmittelbar von einer Reduktion mittels Radiofrequenztherapie, jedoch sollte die Grunderkrankung, die den Reiz für die Nasenmuschelhyperplasie setzt, unbedingt mitbehandelt werden.

Antihypertensiva (ACE-Hemmer, PDE-5-Hemmer), Antidepressiva und Östrogene (Anti-Baby-Pille) bedingen ebenfalls eine Vergrößerung der Nasenmuscheln mit entsprechend verstopfter Nase und konsekutiver Mundatmung. Da auf diese Medikamente oft nicht verzichtet werden kann, macht eine Verkleinerung der Nasenmuscheln Sinn.

Die häufigste Anwendung der Radiofrequenztherapie an den unteren Muscheln ist aber in Kombination mit einer Septumplastik und/oder Nasennebenhöhlenchirurgie. Insbesondere bei Septumdeviationen im unteren Bereich mit Leisten- und Spornbildung hypertrophiert die Nasenmuschel auf der konkaven Seite der Deviation und füllt den vergrößerten Raum aus. Eine Geradestellung des Septums ist dann oft nur möglich durch eine Reduktion der Nasenmuschel auf dieser Seite. Häufig reicht die Verkleinerung mittels Radiofrequenztherapie aus. Oft medialisiert und vergrößert sich aber auch das Os turbinale auf der konkaven Seite. In diesen Fällen lässt sich die Radiofrequenztherapie, die nur den Schwellkörper adressiert, mit einer Lateralfrakturierung oder submukösen Turbinoplastik kombinieren. Danach kann das Septum und/oder die Nasennebenhöhle operiert werden. Dabei sollte die Radiofrequenztherapie immer am Anfang der Operation, also vor dem Einbringen von abschwellenden Tamponaden oder Injektionen durchgeführt werden.

Den Effekt der Radiofrequenztherapie an den Nasenmuscheln kann man simulieren durch das Einbringen von abschwellenden Nasensprays. Allerdings schwellen Nasensprays die gesamte Schleimhaut in der Nase ab und nicht nur die unteren Nasenmuscheln. Dennoch sind Patienten, die nach dem Einsprühen der Nase mit Naphazolin über eine deutliche Besserung der Nasenatmungsbehinderung berichten, gute Kandidaten für eine Radiofrequenztherapie. Dementsprechend sollten vor einem Eingriff an den unteren Nasenmuscheln die folgenden Untersuchungen stattfinden:

1. Medikamenten- und Allergieanamnese, ggf. Pricktest oder nasale Provokation,
2. Erfassen von Begleiterkrankungen wie Mundtrockenheit, rez. Pharyngitiden, Epistaxis,
3. Standardisierter Fragebogen zur Nasenatmungsbehinderung (NOSE Score, SNOT22),
4. anteriore und posteriore Rhinoskopie (z. A. Choanalatresie) und
5. wenn möglich: Rhinomanometrie vor und nach Abschwellen der Nasenschleimhäute.

7.1.3 Praktische Durchführung

Anästhesie

Die Radiofrequenzbehandlung der unteren Nasenmuscheln kann in Lokalanästhesie beim Sitzenden oder 30° hochliegenden Patienten erfolgen. In den meisten Fällen jedoch wird die Radiofrequenzbehandlung im Rahmen einer Nasenoperation (Septumplastik, Septorhinoplastik oder Nebenhöhlenoperation) in Vollnarkose durchgeführt. Bei einem kombinierten Eingriff in Vollnarkose sollte die Radiofrequenzbehandlung immer als erstes und vor dem Einbringen von abschwellenden Tamponaden oder adrenalinhaltiger Lokalanästhesie erfolgen. Der Radiofrequenzstrom breitet sich besser in gut durchblutetem bzw. angeschwollenem Gewebe aus. Je größer der Schwellkörper bzw. je angeschwollener die Nasenmuschel, desto effektiver ist die Radiofrequenzbehandlung. Daher sollten auf alle abschwellenden Maßnahmen verzichtet und der Patient mit einem niedrigen Sympathikotonus (kein Atropin!) in Narkose gelegt werden.

Bei der Nasenmuschelreduktion in Lokalanästhesie hat sich Tetracain 4 % oder 8 % pur (ohne Adrenalin, Cocain oder Naphazolinzusatz) auf einen Watteträger als topisches Lokalanästhetikum bewährt.

Nach einer Einwirkzeit von ca. 2–3 min ist die Schleimhaut so taub, dass ein kurzwirksames adrenalinfreies Lokalanästhetikum (z. B. Ultracain oder Lidocain) mit gebogener Nadel in die Nasenmuscheln gespritzt werden kann. Dabei schwillt die Muschel durch die 1–2 ml pro Seite zusätzlich an und kann noch besser mit der Radiofrequenzsonde getroffen und bearbeitet werden. Langwirksame Lokalanästhetika (z. B. Bupivacain, Ropivacain) sind nicht empfehlenswert, da der Patient durch die Anästhesie das Gefühl für den Luftstrom durch die Nase verliert und sich einbildet, keine Luft durch die Nase zu bekommen. Außerdem wird der Zustand der betäubten Nase als unangenehm empfunden und viele Patienten klagen über Luftnot oder Schluckstörungen. Da es nach dem Einspritzen des Lokalanästhetikums häufig zu Blutungen aus dem Einstichloch am Kopf der unteren Nasenmuschel kommt, sollte nach der Applikation erneut die tetracaingetränkte Watte bis zum Einführen der Radiofrequenzsonde eingebracht werden.

Radiofrequenzsonden

Nun erfolgt die eigentliche Behandlung an der anästhesierten, aber nicht abgeschwollenen unteren Nasenmuschel. Bei der zweipoligen Gabelsonde wird der erste und wichtigste Einstich am vorderen Ende der Nasenmuschel, dem Muschelkopf beherzt durchgeführt und die Sonde bis zum Isolator parallel zum Os turbinale eingeführt. Nun wird der Radiofrequenzstrom, in den meisten Fällen mit einem Fußschalter, ausgelöst. Dabei kann die Schrumpfung der Nasenmuschel direkt beobachtet werden. Die Größe der gut definierten Koagulationszone hängt dabei von der Stromstärke und der Einwirkzeit ab. Es gilt: je geringer die Stromstärke, desto länger die Einwirkzeit und desto größer die Koagulationszone. Umgekehrt gilt genauso: Je stärker die Stromstärke, desto schneller die Verdampfung und somit Steigerung des Gewebswiderstandes, was eine schnellere Abschaltung und somit kürzere Einwirkzeit und kleinere Koagulationszone bedeutet. Große, hyperplastische Nasenmuscheln müssen also mit einer niedrigeren Wattstufe länger behandelt werden.

Wenn die Schrumpfungszone zu hoch reicht, wird die Mukosa weiß bzw. blass. Bei Abblassen der Schleimhaut sollte sofort gestoppt werden. Es kommt sonst zu einer Nekrose an der Mukosa mit anschließender Borkenbildung und fehlendem Flimmerhärchentransport. In den meisten Fällen schaltet der Radiofrequenzgenerator vorher ab. Dann wird die Sonde aus der Schleimhaut gezogen und als nächstes weiter posterior eingestochen und der Vorgang wiederholt. Auf diese Weise kann die gesamte untere Nasenmuschel mit 3–4 Einstichen von innen heraus verkleinert werden (Abb. 7.1, 7.2, 7.3).

Im Gegensatz zur Gabelelektrode wird bei der bipolaren Nadelelektrode an gleicher Stelle eingestochen, aber dann die Nadelelektrode bis zum hinteren Nasenmuschelende

Abb. 7.1 Einstichpunkte an der unteren Nasenmuschel. Mit freundlicher Genehmigung von Sutter Medizintechnik

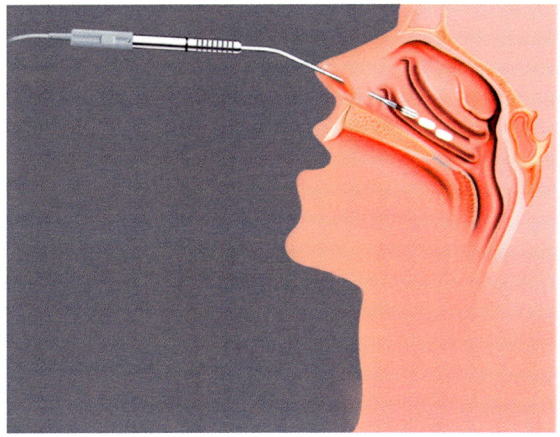

Abb. 7.2 **a** Gewinkelte Gabelsonden der Fa. Sutter für die Nasenmuschel mit sichtbarer *schwarzer Isolierung* proximal der 2 Branchen, zwischen denen der Strom fließt. Mit freundlicher Genehmigung von Sutter Medizintechnik **b** Gabelsonde mit *Isolierung in blau* der Fa. Meyer Haake, autoklavierbar, mehrfach verwendbar.

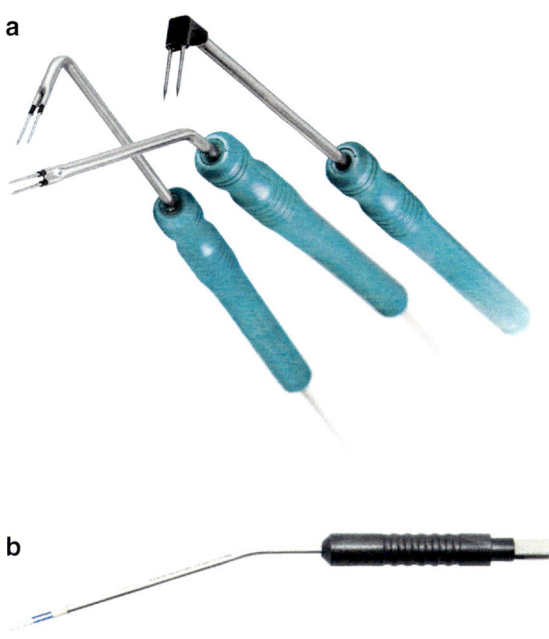

parallel zum Os turbinale eingeführt und nun der Strom als erstes posterior ausgelöst. Danach wird die Nadelelektrode sukzessive aus der Schleimhaut gezogen und dabei ebenfalls 3- bis 4-mal eine Koagulationszone gesetzt. Auf diese Weise kann die ganze untere Nasenmuschel mit nur einem Einstich bearbeitet werden. Die Voraussetzung dafür ist jedoch, dass die untere Nasenmuschel gerade ist und die Nadelelektrode stets unter der Schleimhaut geführt wird. Andernfalls bemerkt das Gerät einen zu niedrigen Gewebswiderstand und schaltet ab bzw. erst gar nicht ein. In diesem Fall kann die

Abb. 7.3 Hier fließt der
Strom zwischen dem ersten
(an der Spitze) und zweitem
metallischen Segment.
Einmalelektrode der Fa.
Olympus. Dazwischen befindet
sich der schwarze Isolator.
Genehmigung von Olympus
Europe

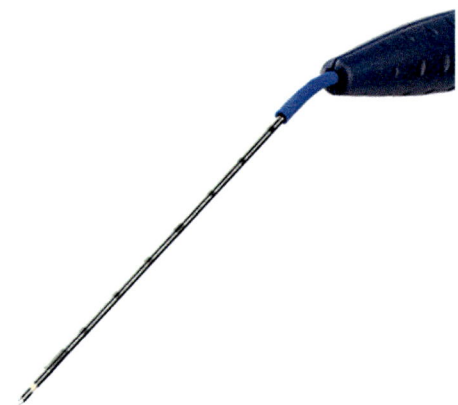

Nadelelektrode einfach erneut eingestochen werden. Bei sehr großen anterioren Muschel-
köpfen oder posterioren Schwellkörpern, die teilweise bis in die Choanen reichen, können
mehrere Einstiche in verschiedenen Winkeln nötig sein. Wichtig dabei ist nur, dass die
Koagulationszone nicht bis zur Oberfläche reicht, die Mukosa also stets rosig bleibt. Die
empfohlenen Watteinstellungen können beim Hersteller erfragt werden und Bilden in der
Regel eine gute Grundeinstellung für die Standardnasenmuschel (Tab. 7.2).

7.1.4   Geräteeinstellungen

(Siehe Tab. 7.1)

7.1.5   Kontraindikationen

Es bestehen kaum Kontraindikationen. Patienten mit oralen Antikoagulanzien sollten
diese nach Rücksprache mit ihrem Hausarzt oder Kardiologen vor der Operation absetzen, andernfalls kann es zu sehr starken Blutungen kommen. Des Weiteren sollte
eine Nasenklappenstenose oder Emtpy-Nose-Syndrom ausgeschlossen werden. Häufig

Tab. 7.1 Watteinstellung der meistverkauften Hersteller in Deutschland und Österreich

Hersteller – Generator	Watt/Stufeneinstellung	Sonde
Olympus – Celon Elite®	Stufe 12 fine RFITT	Nadelsonde ProBreath™
Sutter – Curis®	RaVor™ 10 W	Gabelsonde
Sutter – BM780 II®	Stufe 2–3 Bipolar PRECISE	Gabelsonde
Meyer-Haacke – RadioSURG®	10–12 W, C1–2, BIP COAG PERM dA	Gabelsonde für Nasenmuschel

berichten diese Patienten über bereits vorangegangene Nasenoperationen, die wenig oder keine Verbesserung der Nasenatmung gebracht hätten. Diese Patienten fühlen dann auch keine oder nur sehr geringe Verbesserung nach dem Abschwellen der Nasenmuscheln.

Sehr starke Nasenseptumdeviationen, Subluxationen und Spaltnasen können den Zugang zur unteren Nasenmuschel komplett verlegen, sodass ein Einbringen der Radiofrequenzsonde unmöglich ist. In diesen Fällen muss erst das Septum oder die Nasenklappenstenose operiert werden und nach Abheilung der Nase (frühestens nach 6 Wochen) re-evaluiert werden, ob eine Nasenmuschelverkleinerung überhaupt noch nötig ist.

7.1.6 Komplikationen

Die Radiofrequenztherapie an den unteren Nasenmuscheln ist ein sehr komplikationsarmer Eingriff. Das Handling der Radiofrequenzsonde und das Einstechen im richtigen Winkel sollte jedoch am besten beim vollnarkotisierten Patienten geübt werden. Die häufigste Komplikation ist die Blutung aus dem Einstichloch an der unteren Nasenmuschel.

Blutung
Die Blutung sistiert in der Regel nach Einlage einer abschwellenden Wattetamponade innerhalb von 1–2 min. Auch Patienten unter einfacher oraler Antikoagulation können mit der Radiofrequenztherapie gut behandelt werden bei jedoch deutlich höherem Blutungs- und Nachblutungsrisiko. Die blutende Einstichstelle zu bipolieren bringt in der Regel keine Verbesserung, sondern nur Verkrustung. Stattdessen sollte mit der Radiofrequenzsonde nochmals bis knapp vor den Isolator eingestochen und eine erneute Koagulationszone an der Blutungsstelle gesetzt werden.

Postoperative Verkrustung
Eine postoperative starke Verkrustung und Verborkung weist immer auf eine zu radikale Technik hin. In diesem Fall sollte besonders auf eine korrekte intramuköse Sondenplatzierung geachtet werden und der Stromfluss früher unterbrochen werden. Die nicht abgeschwollene Muschel sollte während der Prozedur schrumpfen, aber an der Schleimhaut nicht abblassen.

Wundheilungsstörung
Borken und Krusten infizieren sich häufig und können Gewebsnekrosen bis zum Os turbinale überdecken. Diese heilen oft über Wochen ab und gehen immer mit einer Narbe einher. Die Patienten benötigen lokale Antibiotikasalben (z. B. Neomycinsalbe), manchmal auch orale Antibiotika (z. B. Amoxicillin) und eine intensive Nasenpflege mit NaCl-Spülungen und Fettsalben. Auch teilweise freiliegendes Os turbinale konnte schon beobachtet werden, die Schleimhaut regeneriert sich hier allerdings meist rasch.

Empty-Nose-Syndrom

Beim Empty-Nose-Syndrom hat der Patient das Gefühl, schlecht Luft durch die Nase zu bekommen, obwohl diese völlig leer und ohne Hindernisse passierbar ist. Solche Patienten haben sehr gute Rhinomanometriewerte, aber sie spüren den Luftzug in ihrer Nase nicht mehr. Durch den fehlenden Bernoulli-Effekt werden die einzelnen Luftmoleküle nicht mehr angefeuchtet und angewärmt, wodurch die hindurchströmende Luft nicht mehr als solche erkannt wird. Die Symptome dieser Patientinnen und Patienten verschlechtern sich sogar auf das Abschwellen der Nasenmuscheln. Eine subjektive Besserung und damit auch das richtige Erkennen eines Empty-Nose-Syndroms in der Praxis kann durch die diagnostische Einlage von trockener Watte oder der Applikation von NaCl submukös erreicht werden. Das Syndrom der leeren Nase kommt bei der reinen interstitiellen Radiofrequenztherapie so gut wie nie vor. Bei Kombination mit Turbinoplastik oder Conchotomie kann es zu irreversiblen Schäden am Os turbinale, den Kältesensoren und den Schwellkörpern kommen. Eine zurückhaltende Operationsweise mit weniger als 4 Einstichstellen und kleineren Koagulationszonen kann das Empty-Nose-Syndrom wirkungsvoll verhindern.

7.1.7 Nachbehandlung

Unmittelbar nach der Beendigung einer Nasenmuschelseite, also dem letzten Herausziehen der Radiofrequenzsonde sollte eine abschwellende Nasenwatte für 1–2 min eingebracht werden. Damit werden kleinere Sickerblutungen aus den Einstichlöchern gestoppt. Danach sollte die Nasenmuschel mit einer Fettsalbe (z. B. Bepanthen-Nasensalbe) eingeschmiert werden und dem Patienten eine entsprechende Salbe mitgegeben bzw. rezeptiert werden.

Salzwassernasensprays oder noch besser Salzwassernasenduschen (250 ml pro Seite) tragen zu einer beschleunigten Wundheilung und Reinigung der Nase bei und können ab dem 1. postoperativen Tag angewendet werden. Gleiches gilt für fett- oder ölhaltige Nasensalben bzw. Sprays. Allergiker profitieren von topischen Steroidsprays, die ebenfalls ab dem 1. postoperativen Tag angewendet werden können. Bei richtiger Einnahme (maximal zweimal täglich und nicht auf das Septum sprühen) kommt es zu keiner verzögerten Wundheilung. Eine Kontrolle kann nach ein oder zwei Wochen stattfinden, auch, um etwaige feste Krusten zu entfernen. Da das Ergebnis in manchen Fällen nach wenigen Wochen noch nicht zufriedenstellend ist, es aber oft nachher noch schrumpft, ist erst nach zwei Monaten eine Re-Evaluation bezüglich eines möglichen weiteren Eingriffes sinnvoll und empfehlenswert. Diese Zeitspanne sollte in jedem Fall abgewartet werden, um ein Empty-Nose-Syndrom aufgrund eines verfrühten zweiten Radiofrequenztherapie-Einsatzes zu vermeiden (Abb. 7.4, 7.5, 7.6, 7.7, 7.8).

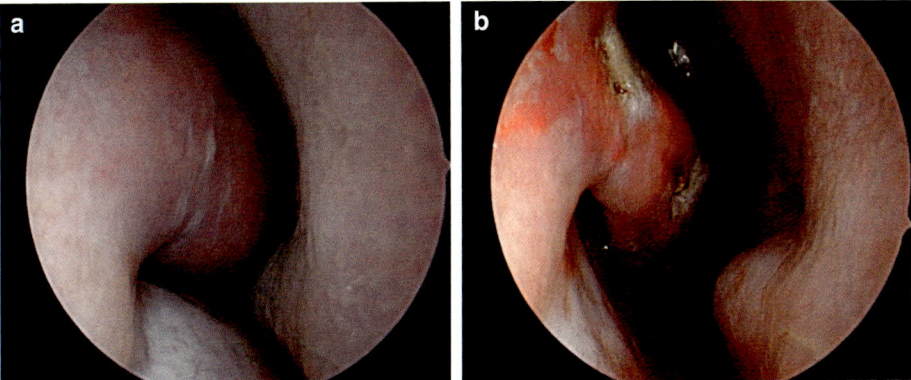

Abb. 7.4 **a** Rechts Nasenmuschel vor Therapie, **b** nach Therapie mit Einstichlöchern am Kopf der unteren Muschel

Abb. 7.5 Linke
Nasenmuschel vor Therapie

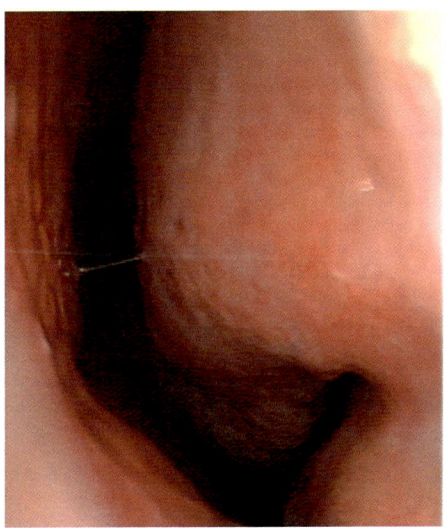

Abb. 7.6 Nach Therapie
mit sichtbarer, ungewollter
Verletzung der mittleren
Nasenmuschel

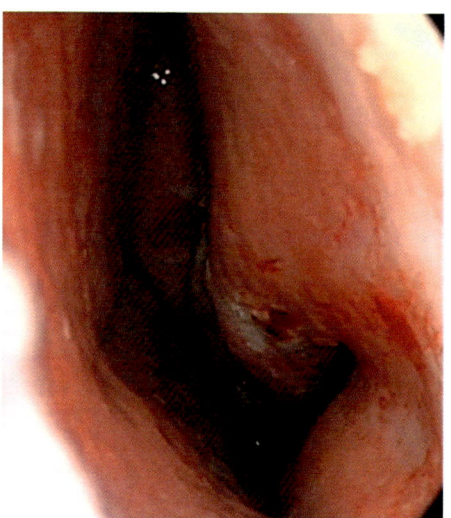

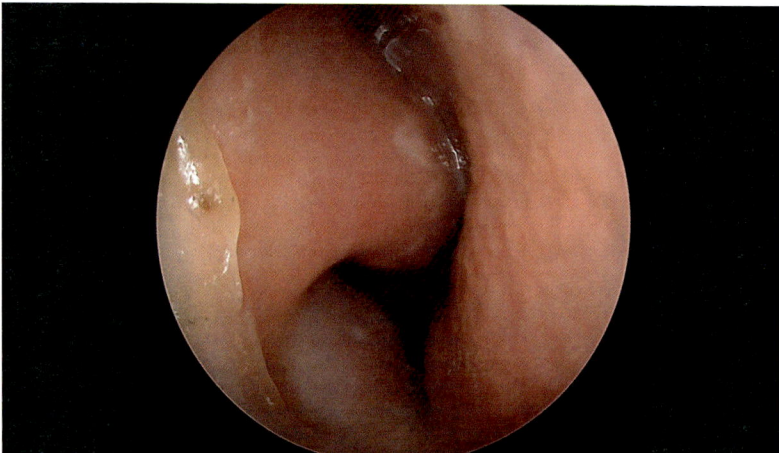

Abb. 7.7   Nasemmuschelhypertrophie nach jahrelangem Privinismus

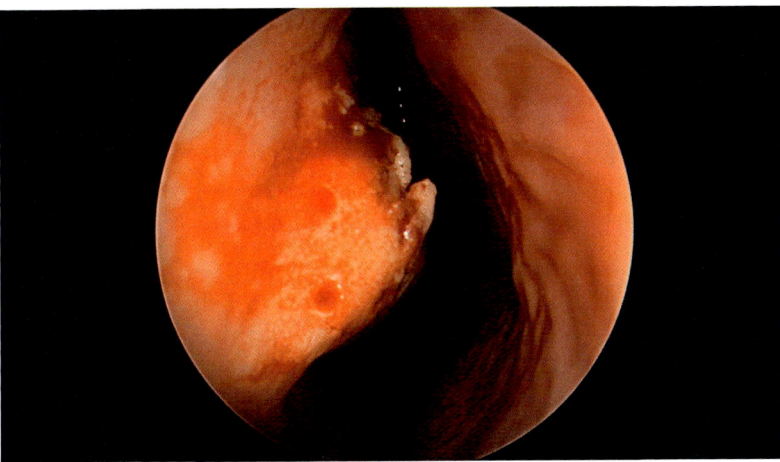

Abb. 7.8 Posteroperatives Bild unmittelbar nach Radiofrequenztherapie und vor endgültiger Blutstillung mit Naphazolineinlage

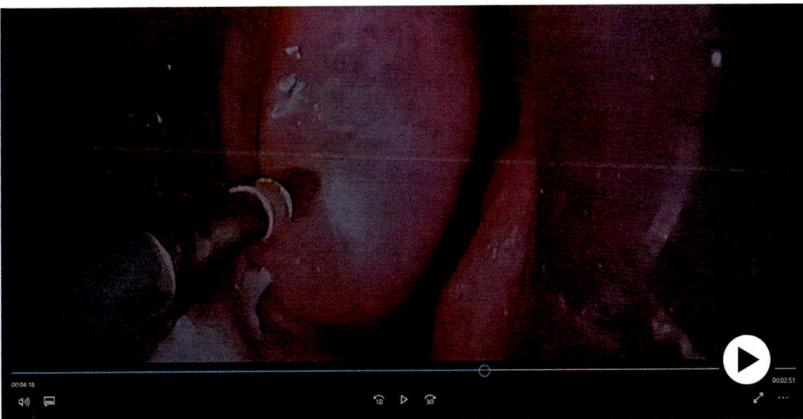

Abb. 7.9 Unten: Einstiche an der unteren NM, hier Muschelkopf, unmittelbar beim Eingriff mit deutlicher Schrumpfung des Gewebes. (▶ https://doi.org/10.1007/000-b88)

Fazit für die Praxis

Radiofrequenzbehandlungen an der unteren Nasenmuschel dürfen nie an der abgeschwollenen Nasenmuschel durchgeführt werden! Je größer der Schwellkörper, desto besser ist die Radiofrequenzwirkung und desto niedriger kann die Leistung eingestellt werden. Beim Abblassen der Schleimhaut hat die Koagulationszone die Oberfläche der Mukosa erreicht und der Radiofrequenzstrom sollte sofort gestoppt werden.

7.2   Weichgaumen: Rhonchopathie und OSAS

7.2.1   Einleitung und Grundlagen

Unterschieden werden muss zunächst zwischen dem primären Schnarchen und dem OSA (Obstruktive Schlaf Apnoe) beziehungsweise OSAS (Obstruktives Schlaf Apnoe Syndrom).

Beim primären Schnarchen handelt es sich um eine reine Lärmentwicklung durch eine entstandene Enge im Nasen-, Nasenrachen-   oder Oropharynxbereich ohne Aussetzer der normalen Atmung. Dies bedeutet, dass es zu keiner Obstruktion kommt und dabei daher auch kein Krankheitswert entsteht. Trotzdem aber stellt Schnarchen eine Belastung dar, da es häufig zu morgendlicher Mundtrockenheit, schlechter Schlafqualität, oftmaligem Aufwachen in der Nacht und Beeinträchtigung der Partnerschaft kommt.

Beim OSA handelt es sich um eine obstruktive Schlafapnoe, was bedeutet, dass es während des Schlafens zu einem Kollaps der oberen Atemwege kommt und dadurch die Atmung und damit die Sauerstoffzufuhr für gewisse Zeit unterbrochen sind. Dies kann mehrere Sekunden dauern und auch zu einem Abfall der Sauerstoffsättigung im Blut führen. Hierdurch kommt es in weiterer Folge zu unausgiebigem und nicht erholsamen Schlaf.

Man unterscheidet eine milde, mittelgradige oder hochgradige Schlafapnoe. Bei der leichtgradigen Schlafapnoe treten zwischen 5 und 15 Aussetzer pro Stunde auf; die mittelgradige Schlafapnoe ist durch 15 bis 25 Aussetzer und die hochgradige Schlafapnoe durch mehr als 25 Aussetzer definiert. Es kann hierbei zu unterschiedlichen Ausprägungen des Sauerstoffabfalls kommen, in der Regel bis 79 Sauerstoffsättigung, die dann aber zu einem *Arousal* führt, ausgelöst durch die erhöhte CO_2-Konzentration im Blut. Bei wiederholtem Absinken der Sättigung kommt es zu unausgewogenem Schlaf und Minderversorgung von Gehirn und anderen Organen.

Wenn es zu Auswirkungen im Alltag kommt, die von Tagesschläfrigkeit und morgendlicher Cephalea bis zu internistischen Problemen wie Herzrhythmusstörungen und vor allem schwer kontrollierbarer Hypertonie reichen können, spricht man von einem obstruktiven Schlafapnoe-Syndrom (OSAS). Es hat sich also das Schnarchen bereits auf Organe und körperliche Gesundheit ausgewirkt und kann weiterhin bei Fortbestehen auch zu einem erhöhten Risiko von Tagesschläfrigkeit mit Sekundenschlaf und konsekutiven Verkehrsunfällen oder einem vielfach erhöhten Risiko eines Schlaganfalls oder Myokardinfarktes führen.

Ein solches – potenziell gefährliches – Krankheitsbild muss zunächst mittels Polygrafie als Screening ausgeschlossen und aber im Rahmen einer Polysomnografie bestätigt werden. In der Behandlung des OSAS kommt zunächst immer eine CPAP-Maske zum Einsatz (Continuous Positive Airway Pressure); hier hilft ein Überdruck bei Ein- und Ausatmung einem Kollaps des oberen Atemweges im Sinne einer pneumatischen Schienung entgegen.

7.2.1.1 Radiofrequenztherapie am Weichgaumen

Auch operative Methoden können angewandt werden, doch hat die alleinige interstitielle Radiofrequenztherapie hier in der Regel nur in Fällen einer leichtgradigen Schlafapnoe Berechtigung. Eine radiofrequenzassistierte Uvulopalatoplastik jedoch kann sowohl bei leicht- als auch mittelgradiger OSA erwogen werden [4]. Hierbei handelt es sich um die Kombination einer interstitiellen Weichgaumen-Radiofrequenzth8erapie und einer resezierenden Uvulopalatoplastik [4] Auch eine Multi-Level-Chirurgie mit minimal-invasiver, interstitieller Radiofrequenzthcrapic von Gaumen und Zungengrund sollte derzeit nur bei mildem OSAS (Obstruktives Schlafapnoesyndrom) mit einem AHI (Apnoe-Hypopnoe-Index) bis 20 angewandt werden [4].

Bei primärem Schnarchen aber stehen uns die Behandlung des Weichgaumens, der Uvula und auch des hinteren Gaumenbogens sowie die Entfernung oder Verkleinerung der Tonsillen (Abschn. 7.3) als therapeutische Optionen zur Verfügung.

7.2.2 Indikationen und präoperative Untersuchungen

Bevor ein operativer Eingriff in irgendeiner Form zur Behebung eines Schnarchproblems durchgeführt wird, muss im Vorfeld der Ausschluss bzw. die Diagnose eines OSA/S mittels Polygrafie/Polysomnografie stattgefunden haben und der Patient bzw. die Patientin ausführlich über konservative Alternativen und auch andere operative Optionen aufgeklärt werden.

Für solch eine Abklärung ist eine Schlafendoskopie (DISE, "drug induced sleep/sedation endoscopy") indiziert. Bei dieser wird im Rahmen einer Sedierung ein schlafähnlicher Zustand herbeigeführt. Wichtig hierbei ist, dass der Patient bzw. die Patientin selbst atmet und keine zentralen Apnoen ausgelöst werden. Dann wird eine flexible Nasopharynxendoskopie und Larynxendoskopie durchgeführt und das Velum, der Oropharynx, Zungengrund und die Epiglottis nach dem VOTE-Schema (**V**elum, **O**ropharynx, Base of **T**ongue/Zungengrund, **E**piglottis) beurteilt (Abb. 7.10). Dies ist notwendig, um den richtigen Eingriff auswählen zu können. Es soll vermieden werden, unnötige Eingriffe ohne Grundlage, wie zum Beispiel den Gaumen zu straffen, ohne dass hier auch die Ursache des Schnarchens liegt, vorzunehmen. Bei der DISE könnte ein straffer Gaumen beobachtet werden, was eine Operation desselben obsolet macht, und aber der Zungengrund massiv prolabieren. Dann müsste als Therapie eine Zungengrundbehandlung ausgeführt oder aber eine Unterkieferprotrusionsschiene angepasst werden und die Behandlung des Weichgaumens würde nicht zum Erfolg führen.

Die Indikationen, bei denen am Weichgaumen mit der Radiofrequenztherapie eine Straffung durchgeführt werden kann, sind primäres Schnarchen und Fälle von leichtgradigem OSAS [6]. Laut den aktuellen Leitlinien der Deutschen HNO Gesellschaft [4] ist bei mittelgradigem und hochgradigem OSAS die alleinige interstitielle Radiofrequenztherapie nicht indiziert.

Struktur	Grad	Konfiguration		
		AP	**Lateral**	**Konzentrisch**
Velum	0–2			
Oropharynx	0–2	–		–
Tonguebase (Zungengrund)	0–2		–	–
Epiglottis	0–2			–

Abb. 7.10 Beurteilung des Schnarchens und der Obstruktion nach dem VOTE-Schema. Kein Verschluss, 0. Partieller Verschluss inklusive Vibration, 1. Vollständiger Verschluss, 2. AP, anteroposteriorer Kollaps. –, für diese Lokalisation nicht möglich. (Quelle: Chirurgische Therapieoptionen bei obstruktiven schlafbezogenen Atmungsstörungen und Schnarchen [5])

Es kann bei mittelgradiger Schlafapnoe die Radiofrequenztherapie angewendet werden, wenn zur interstitiellen Radiofrequenztherapie simultan auch ein schneidendes Verfahren am Weichgaumen angewendet wird. Dies gestaltet sich zum Beispiel in der interstitiellen Radiofrequenztherapie durch Straffung des Gaumensegels und im gleichen Zug einer Uvulakürzung und Auftrennung eines *Webbings* im hinteren Gaumenbogen. Unter Webbing versteht man einen deutlichen Überhang des hinterem zum vorderen Gaumenbogen, wodurch es durch den Atemwiderstand zu einem Flattern und damit dem typischen Schnarchgeräusch kommt. Aufgetrennt wird dieses, indem der hintere Gaumenbogen Uvula-nahe mit der Radiofrequenz-Nadel eingeschnitten wird und ein Dreieck mit Basis zum Zungengrund reseziert wird. Durch diese Resektion zieht sich der hintere Gaumenbogen zurück bzw. der gesamte Weichgaumen nach kranial. Somit steht der Gaumen in Summe höher und der Isthmus faucium wird dadurch vergrößert, sodass mehr Raum zwischen Gaumenbogen und Zungenkörper entsteht.

7.2.3 Praktische Durchführung

Anästhesie
Die Operation erfolgt entweder in Intubationsnarkose (Sedierung ist hier wegen der fehlenden Compliance aber Notwendigkeit der Aufspreizung des Oropharynx nicht sinnvoll) oder aber in Lokalanästhesie in sitzender Position. Hierbei muss der Patient mitarbeiten und durch ausreichende Lokalanästhesie der Würgereiz und auch Schmerzen unterbunden werden. Im Falle einer Operation in Lokalanästhesie muss darauf geachtet werden, dass bei Verwendung des Anästhetikums kein Vasokonstriktor eingespritzt wird. Durch die Abschwellung des Gewebes würde es zum Verlust der wichtigen Wassermoleküle für die Effektivität der Radiofrequenztherapie kommen und somit der Eingriff unwirksam werden oder der ohnehin meist substanzarme Gaumenbogen noch dünner werden. Sollte der Gaumenbogen am Beginn der Operation schon sehr zart sein, kann auch NaCl in diesen eingespritzt werden. Danach werden links und rechts unmittelbar paramedian 3–4 Läsionen in Abhängigkeit von der Höhe des Gaumens gesetzt, wobei in manchen Fällen auch mittig ein Einstich getätigt werden kann. Bei Durchführung in Intubationsnarkose wird der Eingriff im Liegen in einem Setting vergleichbar mit der Tonsillektomie erfolgen. Das Setzen der Einstiche und Applikation des Radiofrequenzstroms erfolgt an denselben Stellen unabhängig von der Anästhesieart.

7.2.4 Übersicht der einzelnen Verfahren am Weichgaumen

7.2.4.1 Interstitielle Radiofrequenztherapie
Bei der rein interstitiellen Radiofrequenztherapie handelt es sich um ein bipolares Verfahren (bioplare Nadel je nach Hersteller in unterschiedlicher Anwendungsform), bei

Abb. 7.11 Pro Seite sollten einige (3–4) Einstiche gesetzt werden, um eine Gaumensegelstraffung und einen Hochzug zu bewirken, der zu einer Vergrößerung des Isthmus faucium führt

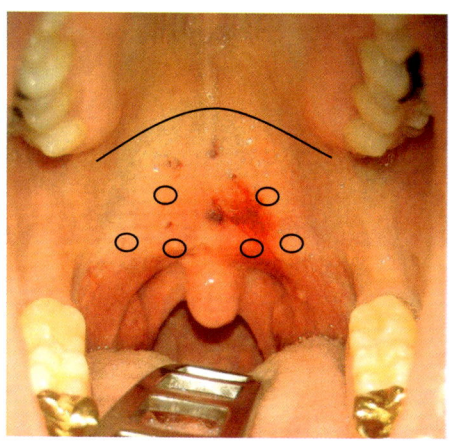

dem durch submuköse Einstiche eine Vernarbung am Weichgaumen erreicht wird. Es wird hier im Rahmen einer lokalanästhetisch durchgeführten Radiofrequenztherapie der Gaumen mittels Lokalanästhesie ohne Vasokonstriktor zum einen betäubt und zum anderen auch das Volumen des Gaumens erhöht. Sollte der Eingriff im Operationssaal gemacht werden (zum Beispiel auch im Anschluss an einen DISE), wird der Mc-Ivor-Spatel eingeführt und der Weichgaumen nur dann eingespritzt mit NaCl oder auch einem Lokalanästhetikum, falls der Gaumen sehr dünn ist. Die besten Voraussetzungen für eine rein interstitielle Radiofrequenztherapie sind kleine Tonsillen, die nicht zusätzlich Ursache für das Schnarchen sein müssen, oder ein Zustand nach Tonsillektomie; ein Gaumensegeltiefstand bietet sich ebenso an, dies ohne schneidende Komponente durchzuführen wie auch ein geringer Würgereiz und der subjektive Wunsch des Patienten nach einem gering invasiven Eingriff.

Danach werden beidseits jeweils 3–4 Läsionen in den Weichgaumen appliziert, wobei Bedacht darauf gelegt werden sollte, dass die Koagulationszone submukös sich deutlich mehr ausbreitet als oberflächlich zu sehen (Abb. 7.12, 7.11, 7.8, 7.7, 7.6, 7.4). Daher kommt es hier auch manchmal zur Konfluenz der Areale, die zu großflächigen Ulzera führen können (Abb. 7.20, 7.21 und 7.22). In weiterer Folge bedeutet das zwar ein größeres Vernarbungsareal und meist auch ein besseres Outcome bezüglich Schnarchen, allerdings leidet der Patient damit auch unter unerwartet größeren Schmerzen. Im schlechtesten Fall bleibt ein Loch im Gaumenbogen bestehen. Es müssen die Stellen für die Applikation der Radiofrequenztherapie also mit ausreichend Abstand von einigen Millimetern gesetzt werden, um große Ulzera vermeiden zu können.

7.2.4.2 Interstitielle Radiofrequenztherapie plus Uvulopalatoplastik

Im Falle einer Kombination mit einer Uvulopalatoplastik (UPP) wird im Anschluss an die Radiofrequenztherapie des Weichgaumens (Abschn. 7.2.4.1) nun auch die Uvula gekürzt und der hintere Gaumenbogen parauvulär eingeschnitten.

Abb. 7.12 Gaumensegel
nach Einspritzen mit
Lokalanästhesie

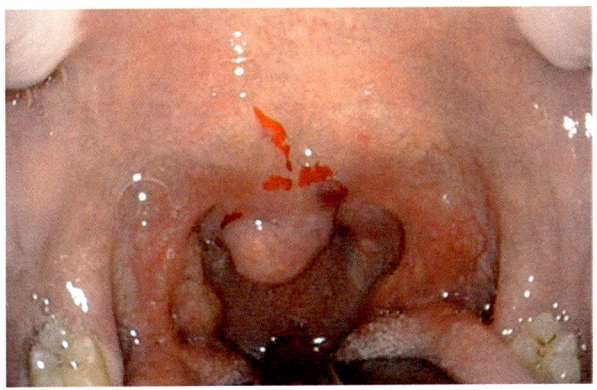

Die Uvula wird mit der monopolaren Radiofrequenztherapie-Nadel streng an der Grenze von Schleimhaut zu Muskulatur eingeschnitten und der überschüssige Schleimhautanteil reseziert, wofür zusätzlich eine Neutralelektrode geklebt werden muss. Man kann die Wunde danach entweder ausgranulieren lassen oder gegebenenfalls den dorsalen Schleimhautanteil etwas weniger resezieren und diesen nach ventral nähen. Damit erzielt man sowohl einen Wundverschluss und ebenso geringere postoperative Schmerzen als auch einen Narbenzug nach vorne zu und damit eine größeren Abstand zur Rachenhinterwand. Die Einschnitte in den hinteren Gaumenbogen, um ein mögliches Webbing zu behandeln, sollen sich parauvulär als Dreiecke mit Basis zum Zungengrund gestalten. Damit kann zusätzlich das Flattergeräusch durch einen meist sehr dünnen, verlängerten und damit flottierenden hinteren Gaumenbogen behoben werden.

7.2.4.3   Interstitielle Radiofrequenztherapie plus Uvulopalatoplastik plus interstitielle Tonsillenverkleinerung

Zusätzlich zur unter Abschn. 7.2.4.2. angewandten Technik kann auch noch das Tonsillengewebe beidseits verkleinert werden. Der Vorgang wird in Abschn. 7.3 beschrieben.

7.2.5   Radiofrequenzsonden

Je nach Gerät und Sonde gibt es unterschiedliche Watt-Einstellungen.

Diese sind in Tab. 7.2 angeführt. Die Einstiche in den Weichgaumen werden mit einer bipolaren Sonde bewerkstelligt. Bei gleichzeitiger Kürzung der Uvula wird mit der monopolaren Elektrode auf einen schneidenden Modus umgeschaltet. Hierfür muss eine Neutralelektrode angebracht werden. Es wird die Uvula an der Muskel-/Schleimhautgrenze abgetrennt. Bei starkem *Webbing* des hinteren Gaumenbogens empfiehlt es sich, hier zusätzlich kleine Dreiecke mit der Basis Richtung Zungengrund aus der Schleimhaut zu schneiden, dann wird auch hier noch durch die Vernarbung der Gaumenbogen erhöht.

Tab. 7.2 Watteinstellung der meistverkauften Hersteller in Deutschland und Österreich

Hersteller – Generator	Watt/Stufeneinstellung	Sonde
Olympus – Celon Elite®	Stufe 16 pure cut Stufe 12 fine RFITT	ProCut-Nadel ProSleep™ Sonde
Sutter – Curis®	RaVor™ 10 W Cut2 16 W	Gabelsonde Arrow Tip™
Sutter – BM780 II®	Stufe 2–3 Bipolar PRECISE Stufe 3–4 Cut2	Gabelsonde Arrow Tip™
Meyer-Haacke – RadioSURG®	10–12 W, C1–2, BIP COAG PERM	Gabelsonde für Gaumen

Die einzelnen Schritte sind in den Abb. 7.12, 7.13, 7.14, 7.15, 7.16 und 7.17 angeführt.
Selbstverständlich ist die Methode auch mit einer Volumensreduktion der Tonsillen kombinierbar (Abschn. 7.3). Hier sollte dann aber auch die Möglichkeit einer Uvulopalatopharyngoplastik (UPPP) erwogen werden, wobei die Blutungsgefahr bei der UPPP wiederum deutlich höher liegt, die interstitielle Tonsillenverkleinerung (Abschn. 7.3) im Gegenzug weniger Blutungspotenzial aufweist, aber eine Vernarbung der Tonsillen nach sich zieht und keine Histologie liefert. Eine radiofrequenztherapieassistierte UPP wird in der Regel in Intubationsnarkose durchgeführt.

7.2.5.1 Powereinstellungen
(Siehe Tab. 7.2)

7.2.6 Kontraindikationen

Nicht durchgeführt werden sollte eine rein interstitielle Radiofrequenztherapie (RFT) bei einem mittel- bis schwergradigen OSAS, weil kein Benefit für den Patienten im Sinne

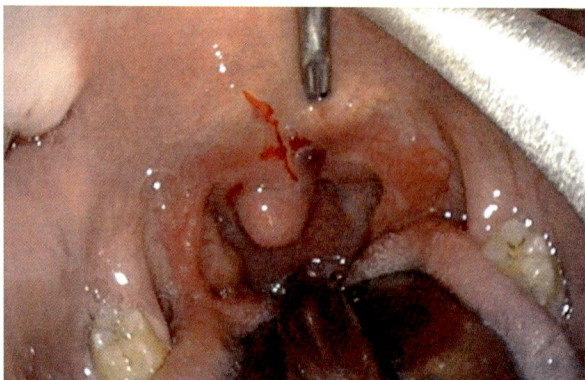

Abb. 7.13 Radiofrequenztherapie am Weichgaumen mit der Gabelsonde

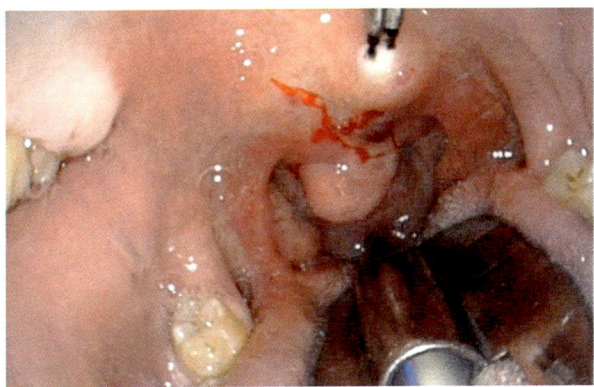

Abb. 7.14 Radiofrequenztherapie am Weichgaumen an mehreren Stellen

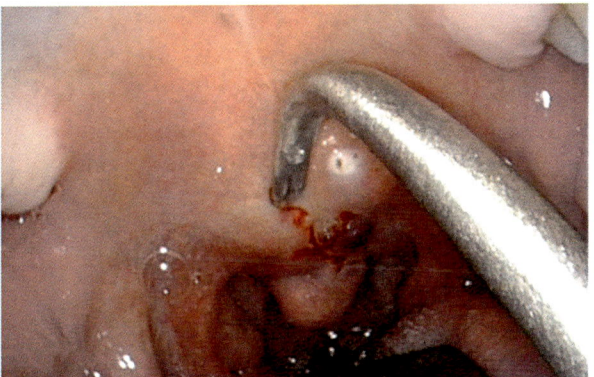

Abb. 7.15 Radiofrequenztherapie am Weichgaumen rechts oberhalb Uvula

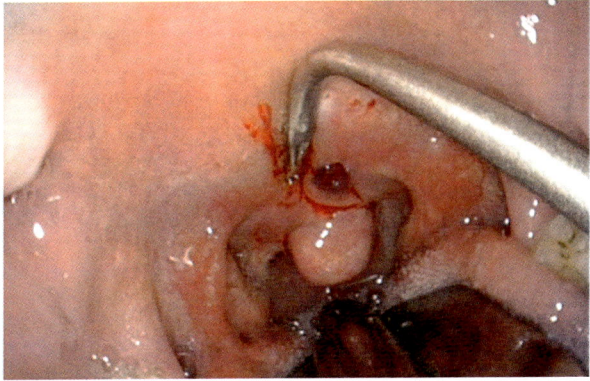

Abb. 7.16 Radiofrequenztherapie am Weichgaumen an mehreren Stellen

Abb. 7.17 Nach
Uvularesektion mit der
Radiofrequenztherapie und
Tonsillenverkleinerung
(interstitieller
Radiofrequenztherapie)

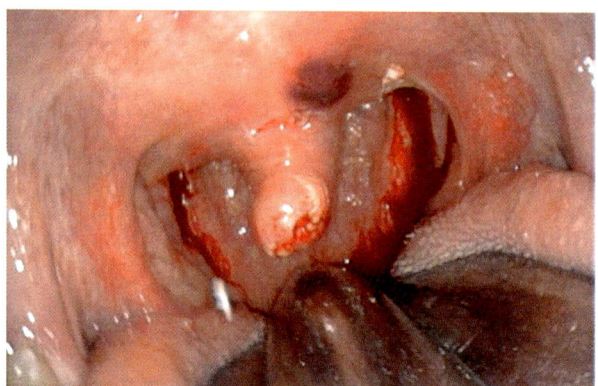

Abb. 7.18 Gabelsonde. (Mit
freundlicher Genehmigung von
Meyer Haake)

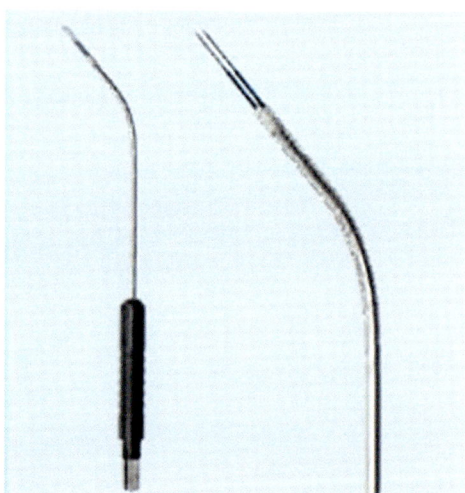

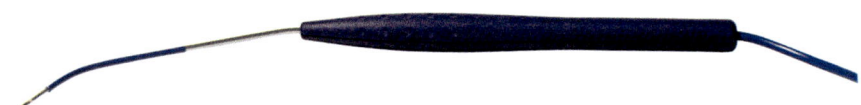

Abb. 7.19 Pro-Sleep-Sonde. (Mit freundlicher Genehmigung von Olympus)

einer ausreichenden AHI-Reduktion zu erwarten ist. Ebenso besteht keine Indikation für
die RFT-assistierte UPP bei einem schwergradigen OSAS. Abzuklären sind vor der Therapie mögliche Wundheilungsstörungen, die im Nachgang – verstärkt bei Nikotinabusus
– auftreten können und Blutungsneigung bei der Einnahme oraler Antikoagulanzien.

Abb. 7.20 Ulcus am
Weichgaumen nach
Radiofrequenztherapie

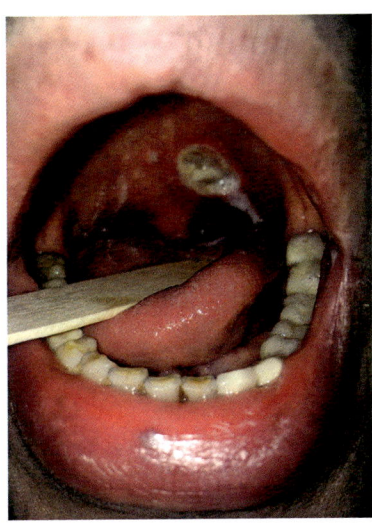

Bei entsprechender Indikation und vorab erfolgter Abklärung ist eine Radiofrequenztherapie aber auch in diesen Fällen nicht kontraindiziert.

7.2.7 Komplikationen

Komplikationen, die bei der Radiofrequenztherapie des Weichgaumens auftreten können, sind in erster Linie Schmerzen in unterschiedlicher Ausprägung, Nachblutungen,
Wundinfektionen, Schluckbeschwerden und Artikulationsstörungen. Besonders erwähnt
werden sollte der mögliche, in der Regel passagere, Verlust des rollenden „Rs", dessen Einbuße je nach Beruf und Einstellung unterschiedlich stark belastend sein kann.
Da eben durch die Straffung des Gaumensegels der Bewegungsmodus des Velums ein-
geschränkt wird, sollten vor allem Menschen mit Sprechberufen auf diese optionale
Komplikation hingewiesen werden, wenngleich Selbiges auch bei vergleichbaren Eingriffen wie der Tonsillektomie oder der UPPP auftreten können.

Eine Komplikation, die man sich vermutlich nicht in dem Ausmaß erwartet bei der
Anwendung der Radiofrequenztherapie ist die Konfluenz von mehreren Läsionen, die
durch die Einstichstellen gesetzt wurden, zu einem größeren Ulcus (Abb. 7.21). Die
Läsionen werden üblicherweise in Abständen von einigen Millimetern zueinander am
Weichgaumen rechts und links zu je 3–4 Einstichen gesetzt. Submukös aber breitet
sich die erwünschte Entzündungsreaktion mehr aus als an der Oberfläche. Daher kann
es zu einer Konfluenz dieser einzelnen Läsionen zu einem großen Ulcus kommen, welches sehr schmerzhaft sein kann (Abb. 7.22). Eine solche Komplikation ist zwar nicht
mit einem als minimal-invasiv einzustufenden Eingriff kompatibel, wir wissen aber von
besonders guten Ergebnissen im Hinblick auf den Rückgang des Schnarchens bei einem

Abb. 7.21 Einstiche am
Weichgaumen, mehrere Ulcera
postoperativ, ohne Konfluenz

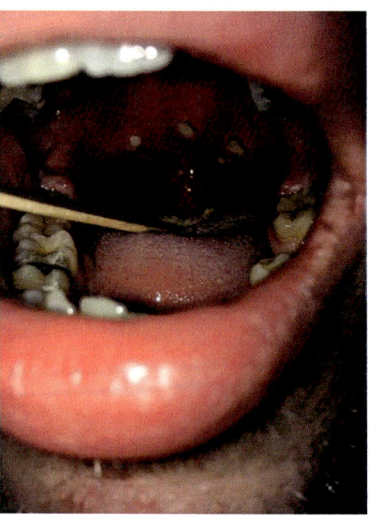

Abb. 7.22 Tiefes Ulcus
8 Tage postoperativ am
Weichgaumen mit Perforation
desselben

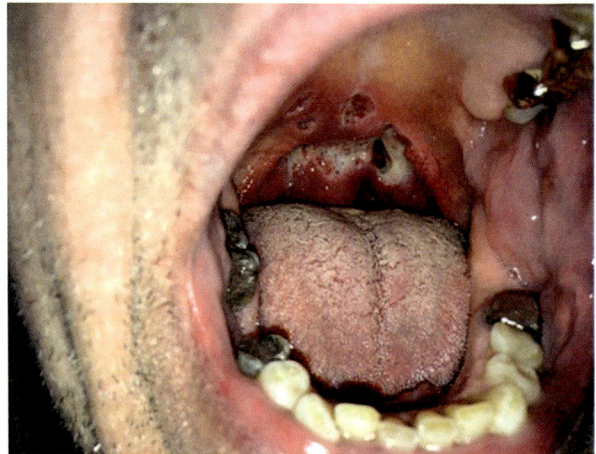

solch großen Ulcus, da es auch zu dementsprechender Vernarbung und damit Straffung des Gaumenbogens kommt. Dennoch sollte angestrebt werden, die Einstiche in entsprechendem Abstand zu setzen, um Komplikationen jeglicher Art zu verhindern (siehe Abb. 7.20, 7.21 und 7.22).

7.2.8 Nachbehandlung

Für die Nachbehandlung sind in erster Linie die Inspektion und die Therapie eines möglichen Ulcus von Nöten. Sollte es zur -unter Komplikationen gelisteten- Konfluenz von mehreren Läsionen, die gesetzt wurden, gekommen sein, so sollen antiseptische

Gurgellösungen zum Einsatz gelangen. Bei starker Ausprägung muss auch die Gabe eines oralen Antibiotikums erwogen werden. Gerade bei der Behandlung des Velums kann auch eine Veluminsuffizienz oder der Verlust den rollenden „Rs" vorkommen, welcher in den meisten Fällen keine weitere Therapie bedarf, da es sich nach einigen Wochen meist wieder normalisiert. Bei bestehen bleibenden Beschwerden ist eine logopädische Therapie indiziert.

> **Fazit für die Praxis**
> Die Radiofrequenztherapie kann bei Schnarchen sowohl zur Straffung des Weichgaumens als auch zur Uvulakürzung und Reduktion des hinteren Gaumenbogens angewandt werden.
> Bei der Therapie des Weichgaumens wegen Schnarchens oder leichtgradigem OSAS sollte der Abstand zwischen den Läsionen nicht zu gering gewählt werden, da es sonst zu Komplikationen wie Ulcera, die auch konfluieren können oder dem Verlust des rollenden „Rs" kommen kann. Um einer velopharyngealen Insuffizienz vorzubeugen, sollte beim ersten Eingriff zurückhaltend operiert werden. Dadurch muss der Patient auch über eine mögliche weitere Operation in Folge aufgeklärt werden.
> Auch wenn Patienten und Patientinnen behaupten, dass sie keine Aussetzer haben – lassen Sie sich niemals auf diese Diskussion ein. Wenden Sie keine Schnarchoperation an, ohne vorab ein **Schlafscreening** durchgeführt zu haben!

7.2.9 Adenotomie

Wie die interstitielle Tonsillenchirurgie ist auch die interstitielle Adenotomie keine geläufige Methode, da sie auch keine histologische Aufarbeitung bietet. Daher soll diese in ausgewählten Fällen zum Tragen kommen und nur dann angewandt werden, wenn die Histologie nicht unbedingt notwendig ist oder die Entnahme einer Probe vor Therapie möglich ist, um dennoch eine feingewebliche Aufarbeitung zu erhalten.

7.2.9.1 Indikation und präoperative Untersuchungen

Die klassische Adenotomie stellt eine effektive und mehr oder weniger nachhaltige (je nach Alter kann es zu wiederholten Eingriffen kommen) Methode zur Resektion der adenoiden Vegetationen dar. Die Indikation für die gewohnte Art der Entfernung der Rachenmandel mit dem Beckmannschen Ringmesser ist durch die S2k Leitlinie in der Regel klar gegeben[1]. In besonderen Fällen wie nicht absetzbaren Antikoagulanzien und erhöhtem Blutungsrisiko bei bestimmten Grunderkrankungen insbesondere beim Kind und Jugendlichen kann aber die interstitielle Radiofrequenztherapie erwogen werden. An präoperativen Untersuchungen sind vor allem die Blutungsanamnese zu erfragen und die Gerinnungsfaktoren zu untersuchen. Betonen möchten wir, dass es sich keineswegs um ein etabliertes Verfahren mit ausreichend Nachbeobachtungszeit handelt, aber eine Möglichkeit zur Volumensreduktion in ausgewählten Fällen bietet.

7.2.9.2 Praktische Durchführung

Anästhesie

In der Regel werden Adenotomien immer in Allgemeinnarkose durchgeführt. Wegen der potenziellen Aspiration von Blut während des Eingriffes ist eine Intubationsnarkose sinnvoll, in ausgewählten Fällen wird auch eine Beatmung mittels Larynxmaske erwogen, wenngleich diese weder 100 %igen Schutz vor Aspiration bietet, noch mit Sicherheit richtig platziert bleibt bei (notwendigen) Bewegungen des Patienten oder der Patientin.

7.2.9.3 Radiofrequenzsonden

Der Zugang mit der Radiofrequenzsonde erfolgt unter endoskopischer Sicht über die Nase. Hierfür bietet sich eine starre 0-Grad-Optik an. Sollte der Zugang zum Epipharynx durch vergrößerte Nasenmuscheln behindert sein, können diese bei entsprechenden Beschwerden (siehe Kap. 7.1) ebenso verkleinert werden oder aber (bei fehlender Symptomatik wie Nasenatmungsbehinderung) einfach durch abschwellende Naseneinlagen abgeschwollen werden. Hierbei ist zu beachten, dass die Durchblutung der adenoiden Vegetationen nicht durch die abschwellenden Einlagen unterbunden wird. Daher sollte diese durch gut ausgedrückte Rhinoneinlagen erfolgen – danach ist der untere Nasengang gut mit dem Endoskop und der Radiofrequenzsonde passierbar.

Danach wird die Sonde bis zur Isolierung in die Rachenmandel eingebracht und mit der bipolaren Nadel mit Abschaltautomatik ähnlich der interstiellen Tonsillentherapie behandelt. Es erfolgen – je nach Größe der Adenoiden – 3–5 Einstiche pro Seite, womit jeweils die gedachte Hälfte der adenoiden Vegetationen mit „Zugang" durch die Choanen gemeint ist.

Es kommt mitunter zu mäßigen Blutungen während der Einstiche, die mittels neuerlichem Einstich und Carbonisation gut gestillt werden können. Postoperativ ist das Blutungsrisiko, insbesondere bei Patienten und Patientinnen mit Blutgerinnungsstörungen, gegenüber einer herkömmlichen Adenotomie deutlich reduziert (Abb. 7.23, 7.24, 7.25, 7.26).

7.2.9.3.1 Powereinstellungen

Da es bei der Anwendung der Radiofrequenztherapie zur Adenotomie bisher sehr wenig Erfahrung gibt, stellt dies hier nur einen Vorschlag für die Sonde dar: Meyer Haake Gabelsonde Effekt 10–12, mehrere Einstiche mit Abstand von einigen Millimetern ins Adenoidenpolster.

Hersteller - Generator	Watt/Stufeneinstellung	Sonde
Meyer-Haacke – RadioSURG®	10-12 Coag/Perm c3	Gabelsonde

Abb. 7.23   Einstellung interstitielle Adenotomie

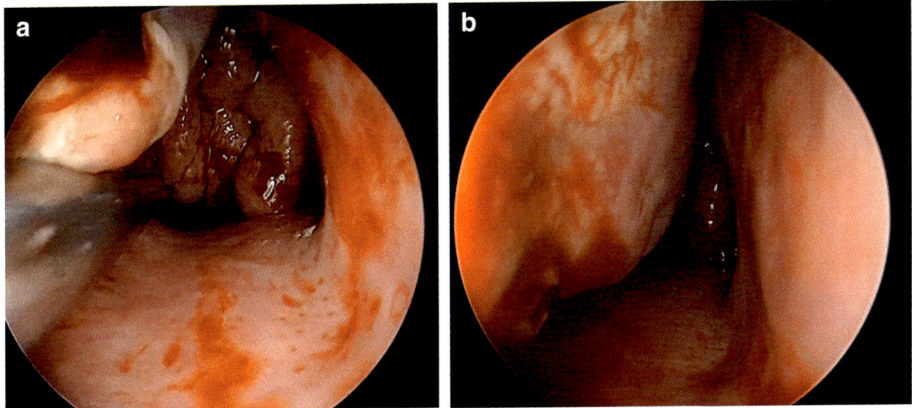

Abb. 7.24   a Intraoperativer Situs adenoider Vegetationen. Es handelt sich um eine Patientin mit Blutgerinnungsstörung und dem Entschluss, den deutlich in die Choanen reichenden Adenoidenpolster mittels Radiofrequenztherapie zu verkleinern. **b Vorwölbung der adenoiden Vegetationen bis in die Choane**

Abb. 7.25   Intraoperativer Situs der Adenoiden unter Radiofrequenztherapie

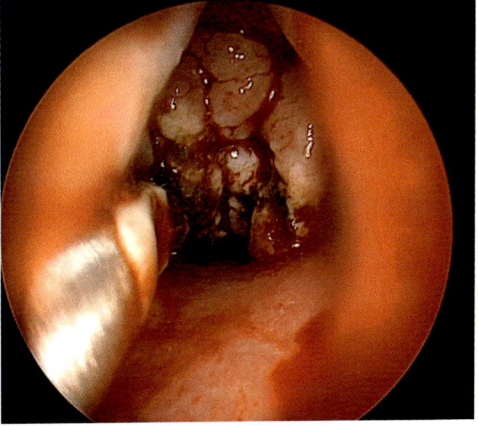

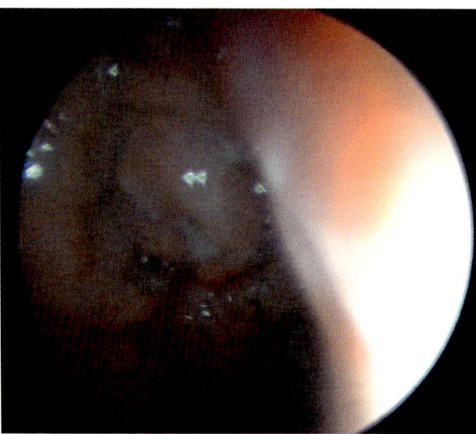

Abb. 7.26 Postoperativer Situs nach Adenotomie mittels Radiofrequenztherapie. Der gesamte, in die Choanen reichende Polster ist 2 Wochen postoperativ nur mehr im Ansatz an der Rachenhinterwand sichtbar. Zusätzlicher Einblick und Verifizierung im Video unter (https://doi.org/10.1007/000-b86), um auch plastisch den Eindruck zu erhalten, wie weit nun die Rachenhinterwand Abstand hat und die Choanen samt Epipharynx nahezu komplett frei sind von Adenoiden

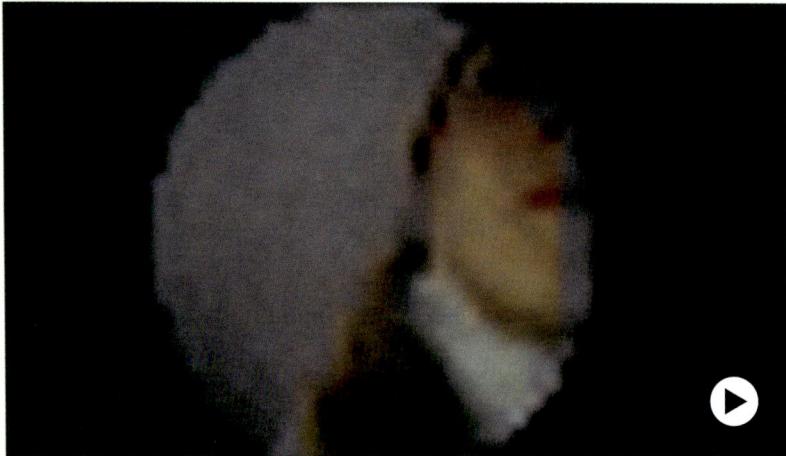

Abb. 7.27 Für Video postoperativ 7.3.2.5 Es sind offensichtlich durch den Gerinnungs-faktorenmangel Blutspuren und Beläge sowie Krusten vorhanden, im Epipharynx lassen sich nur noch Reste des Adenoidenpolsters nachweisen. Bei Phonation ist der Platzgewinn gut sichtbar (▶ https://doi.org/10.1007/000-b86)

7.2.9.4 Kontraindikation

Bei Verdacht auf einen sich im Epipharynx befindlichen Tumor wie ein Plattenepithel-karzinom, ein Nasenrachenfibrom, Lymphom oder neuroendokrines Karzinom muss eine Probebiopsie entnommen werden. Eine davor durchgeführte interstitielle Radio-frequenzbehandlung würde das Biopsieergebnis verfälschen und sollte daher in solchen Fällen nicht durchgeführt werden. Ein interstitielles Tumordebulking kann nach ent-sprechendem Tumorkonferenzbeschluss im Einzelfall durchgeführt werden, sollte aber spezialisierten Kliniken vorbehalten und im Rahmen von Studien aufgearbeitet werden.

7.2.9.5 Nachbehandlung

Da hier nur geringfügig Schmerzen auftreten, wird eine bedarfsorientierte Schmerz-therapie empfohlen. Körperliche Schonung ist wegen der nicht auszuschließenden Nach-blutungsgefahr angebracht. Abschwellende Nasentropfen können in den ersten Tagen nach Operation vor allem für einen ungestörten Nachtschlaf angewendet werden. Zusätz-lich empfehlen wir Meersalz-Nasensprays zur Spülung und Befeuchtung des Operations-gebietes.

> **Fazit für die Praxis**
> Da es sich um ein nicht publiziertes Verfahren handelt, das nur in Eigenanwendung in wenigen Fällen vorgenommen wurde, bestehen auch nur wenige Empfehlun-gen zur Indikation. Zum Beispiel kann dieses Vorgehen in ausgewählten Fällen mit Blutgerinnungsstörungen angewandt werden, die mit potenziell lebensbedroh-lichen Blutungen einhergehen könnten und in Situationen, wo auf eine histo-logische Aufarbeitung größtenteils verzichtet werden kann.

7.3   Tonsille

7.3.1   Einleitung

Chirurgische Maßnahmen an den Tonsillen haben sich in den letzten 10 Jahren drastisch verändert. Während früher nur die extrakapsuläre totale Tonsillektomie mit Schere und Raspatorium anerkannt war, werden heute auch partielle Tonsillektomien oder Tonsillen-schrumpfungen akzeptiert[1, 2]. Dabei zeigen die partiellen Tonsillektomien enorme Vor-teile bei Morbidität und Mortalität. Sämtliche internationale Studien konnten zeigen, dass die postoperativen Schmerzen, die Heilung und die gefürchtete Nachblutung bei der partiellen Tonsillektomie günstiger sind als bei der totalen Tonsillektomie. Daher emp-fiehlt die Deutsche S2k-Leitlinie[3] auch eine partielle Tonsillektomie bei rezidivierenden Tonsilliditen und Tonsillenhyperplasie zu erwägen[4]. Partielle Tonsillektomien können mit Radiofrequenzstrom, Hochfrequenzstrom, Laser, Coblation, Shaver oder einfach mit der Schere durchgeführt werden. Interstitielle Tonsillenschrumpfungen bei einfacher Hyperplasie hingegen werden am häufigsten mit Radiofrequenzsonden, Laserfasern oder Kryosonden herbeigeführt. Mit fast allen Methoden ist eine sehr geringe Verkleinerung bis hin zur subtotalen Tonsillektomie möglich[2]. Dabei bestimmt der Operateur das Ausmaß der Volumenreduktion je nach Indikation prä- und intraoperativ.

Während die Tonsillen als Teil des *mucosa associated lymphoid tissue* (MALT Systems) im Kindesalter eine Rolle bei der Antigenpräsentation und Reifung des Immunsystem spielen, verlieren die Gaumen- und Rachenmandeln im Erwachsenalter diese Funktion und dienen dafür vielen Viren als Andockstelle (z. B. HPV, EBV und Coronaviren)[4]. In den zum Teil sehr tiefen Krypten der Gaumenmandeln sammelt sich oft Detritus und Zellreste, die Tonsillensteine und Foetor ex ore produzieren können. Eine Reduktion der Kryptentiefe oder eine Reduktion des Tonsillengewebes durch eine Tonsillotomie oder subtotale Tonsillektomie kann hier Abhilfe schaffen[1].

7.3.2   Indikation und präoperative Untersuchungen

Die Indikationen zur Tonsillenchirurgie unterziehen sich aktuell einem starken Wandel. Die Fachgesellschaften von Österreich, Deutschland und der Schweiz untersuchen momentan in groß angelegten, prospektiven Studien die Wirksamkeit der partiellen Tonsillektomie bei rezidivierenden Tonsillitiden. Derzeit ist noch unklar, ob eine partielle Tonsillektomie genauso wirkungsvoll im Langzeitversuch besteht wie die totale Tonsillektomie. Dabei stellt sich natürlich auch die Frage, wie viel Tonsillengewebe darf der Patient behalten, ohne Gefahr zu laufen, eine erneute Kryptentonsillitis bzw. Streptokokkenangina zu bekommen. Weit angelegte, retrospektive Studien haben allerdings bereits gezeigt, dass selbst bei Tonsillotomie die Re-Tonsillitis bei etwa 5 % der Patientinnen und Patienten auftritt und die Rest-Tonsillektomie Rate bei 2,5 % liegt[4].

Relativ unstrittig ist dagegen die Indikation zur partiellen Tonsillektomie bzw. Tonsillotomie bei Kindern mit hyperplastischen Tonsillen und OSA. Hier hat sich weltweit die Radiofrequenzdissektion und bei leichteren Fällen die interstitielle Radiofrequenztherapie etabliert[5]. Aber auch Erwachsene mit hyperplastischen Tonsillen und Ronchopathie profitieren von einer Volumenreduktion bei deutlich weniger Schmerzen postoperativ.

Präoperativ sollten rezidivierende Streptokokkentonsillitiden und Peritonsillarabzesse ausgeschlossen werden. Die meisten Halsentzündungen sind viral bedingt. Hierzu bietet sich neben der Inspektion und Laryngoskopie der modifizierte Centorscore an (Tab. 7.3). Dieser berechnet, wie hoch die Wahrscheinlichkeit einer akuten oder stattgehabten bakteriellen Tonsillitis ist.

Tab. 7.3 Centor Score zur Bestimmung eine Streptokokkentonsillitis

Punkte	Wahrscheinlichkeit
4	ca. 50–60 %
3	ca. 30–35 %
2	ca. 15 %
1	ca. 6–7 %
0	ca. 2,5 %

- Fieber in der Anamnese (> 38°C)
- Fehlen von Husten
- Geschwollene und druckschmerzhafte, vordere Halslymphknoten
- Vergrößerte oder belegte Tonsillen

Alle Parameter sind gleichwertig und werden bei Zutreffen mit einem Punkt bewertet. Basierend auf der Punktzahl kann die Wahrscheinlichkeit für eine Streptokokkenangina angegeben werden:[2].

Patienten mit häufigen Streptokokkentonsillitiden profitieren von einer (partiellen) Tonsillektomie, wenn diese häufig genug, d. h. mehr als 6 mal pro Jahr auftritt. Bei weniger als drei Tonsillitiden im Jahr überwiegt das Risiko einer Tonsillenchirurgie den Nutzen und sollte daher nicht durchgeführt werden. Sollten zwischen 3–5 Tonsillitiden pro Jahr auftreten, befinden wir uns derzeit in einer Grauzone, die Raum für individuelle Entscheidungen lässt und in Abhängigkeit von Leidensdruck und persönlicher Patientensituation eine (partielle) Tonsillektomie zulässt.

7.3.3 Praktische Durchführung

Anästhesie

Tonsillenchirurgie bei Kindern wird im deutschsprachigen Raum fast immer in Vollnarkose durchgeführt. Die Intubationsnarkose ist dabei die sicherste, aber auch invasivste Beatmungsform, bietet aber einen perfekten Aspirationsschutz. Dünne Tuben ermöglichen dem Operateur optimale Sicht auf die Tonsillen. Bei entsprechender Erfahrung und gutem Zusammenspiel zwischen Operateur und Anästhesist ist aber auch eine Beatmung über Larynxmaske möglich. Diese ist weniger invasiv und geht mit weniger Larynxschädigungen einher. Allerdings bietet die Larynxmaske keinen 100 % Aspirationsschutz und ist deutlich sperriger und größer. Der meist breitere Schlauch liegt

dabei im Operationsfeld und kann die Sicht versperren. Es gibt jedenfalls keine Empfehlung für eine Larynxmaske bei einem Eingriff die Tonsillen betreffend, und die Indikation für eine derartige Beatmungsform muss gut abgewogen und eigenverantwortlich
entschieden werden.

Totale Tonsillektomien und partielle Tonsillektomien beim Erwachsenen werden
ebenso meist in Vollnarkose durchgeführt. Eine Ausnahme bilden die interstitiellen
Verfahren. Kryosonden, Radiofrequenzsonden oder auch Laserfasern zur gezielten
Tonsillenschrumpfung oder Kryptolyse werden häufig in Lokalanästhesie appliziert.
Voraussetzung dafür ist ein erwachsener Patient mit guter Mundöffnung und nicht allzu
stark ausgeprägtem Würgereiz. Die Tonsillen sollten dabei zunächst oberflächlich an-
ästhesiert werden, z. b. mit Gingicain- oder Tetracainspray und werden danach mit einem
Lokalanästhetikum mit Adrenalinzusatz (z. b: 1:100.000) peritonsillär infiltriert. Der
Adrenalinzusatz bewirkt eine Vasokonstriktion der gut durchbluteten Tonsillen. Somit
bleibt das Lokalanästhetikum länger vor Ort und der extrem starke Blutfluss, der das
gute Ergebnis der Radiofrequenztherapie erklärt, reduziert sich nur minimal.

7.3.4　Radiofrequenzsonden

Bei Eingriffen in totaler Anästhesie wird zunächst der Mundsperrer, meistens nach
Mc Ivor, eingeführt, um die Tonsillen aufzuspannen. Partielle Tonsillektomien werden
nun unabhängig ihrer Radikalität mit einer ca. 12–15 cm langen, sehr feinen Nadelelektrode disseziert. Dabei sollte ein Modus mit größerem Koagulationssaum gewählt
werden, da die Tonsillen sehr gut durchblutet und durchfeuchtet sind. Die Größe des
Koagulationssaumes an der Nadelspitze wird durch die Leistung und Einwirkdauer bestimmt. Dabei gilt, dass eine **geringere Leistung mit längerer Einwirkdauer** eine
größere Koagulationszone und somit **bessere Blutstillung induziert.** An der Spitze der
Nadelelektrode bildet sich ein hochfokussiertes Plasmafeld, was bei hohen Leistungen
eine explosionsartige Verdampfung des umliegenden Gewebes herbeiführt und dann nur
einen geringen Koagulationssaum mit schlechter Hämostasc induziert. Niedrige Leistung
mit langsamer Bewegung der Nadelelektrode führt hingegen zu einer deutlich breiteren
Koagulationszone mit besserer Blutstillung.

Gleiches gilt für die interstitielle Tonsillenschrumpfung. Hier wird die bipolare
Radiofrequenzsonde in der Mitte der Tonsille platziert und der Radiofrequenzstrom
interstitiell appliziert. Es werden je nach Tonsillengröße 3–5 Einstiche notwendig sein.
Dabei kann die Schrumpfung in Echtzeit vom Operateur gut mitverfolgt werden. Wichtig
hierbei ist, dass die Sonden nicht zu weit lateral und niemals kapselüberschreitend zum
Liegen kommen, da andernfalls okkulte Verletzungen der Halsgefäße resultieren können.

Einstellung interstitielle Tonsillenbehandlung

Hersteller – Generator	Watt/Stufeneinstellung	Sonde
Olympus – Celon Elite®	Stufe 12 fine RFITT	Nadelsonde ProBreath™
Sutter – Curis®	RaVor™ 10 Watt	Marinescu Gabelsonde
Sutter – BM780 II®	Stufe 2–3 Bipolar PRECISE	Marinescus Gabelsonde
Meyer-Haacke – RadioSURG®	22–24 COAG/PERM c3	Bayonettnadel

Einstellung partielle Tonsillektomie schneidend (subtotal oder bis zum vorderen Gaumenbogen)

Hersteller – Generator	Watt/Stufeneinstellung	Sonde
Olympus – Celon Elite®	Stufe 16 Pure Cut	ProCut Nadel™
Sutter – Curis®	20 Watt Cut2	ArrowTip™ mittel
Sutter – BM780 II®	Stufe 2–3 Cut 2	ArrowTip™ mittel
Meyer-Haacke – RadioSURG®	32-34 Cut/Coag c3	Feindraht Nadel lang

7.3.4.1 Powereinstellungen

7.3.5 Kontraindikationen

Der Wandel der Indikationen in der Tonsillenchirurgie wirkt sich natürlich auch auf die Kontraindikationen aus. Während rezidivierende Tonsillitiden vor 10 Jahren noch eine Kontraindikation für die partielle Tonsillektomie darstellten, könnte die Tonsillotomie eine echte Behandlungsalternative zur Tonsillektomie bei rezidivierenden Tonsillitiden mit Hyperplasie werden.

Unstrittig ist dagegen die deutlich erhöhte Blutungs- und Nachblutungsgefahr auch bei der interstitiellen Tonsillentherapie bei Einnahme von oralen Antikoagulanzien und Thrombozytenaggregationshemmern. Diese sollten daher auch bei dieser als minimal-invasiven Eingriff anzusehenden Therapie mit entsprechender Vorlaufzeit und ggf. Bridging umgestellt werden. Während ASS 100 keine absolute Kontraindikation zur partiellen Tonsillektomie mehr darstellt, sollten acetylsalicylhaltige Schmerzmittel postoperativ und sieben Tage präoperativ nicht eingenommen werden.

7.3.6 Komplikationen

7.3.6.1 Schmerzen

Die Tonsillen sind nicht nur sehr gut durchblutet, sondern auch sehr gut innerviert. Die schmerzinduzierenden c1-Fasern des N. glossopharyngeus entspringen im M. constrictor pharyngis. Daher kommt der Überschreitung der Tonsillenkapsel mit Verletzung oder

Entzündung des umliegenden Muskelgewebes eine besondere schmerzinduzierende Bedeutung zu. Hierbei gilt: je mehr schützendes Tonsillengewebe in der Tonsillenloge verbleibt, desto weniger Schmerzen werden die Patienten postoperativ verspüren. Schmerzen unterliegen dabei einer sehr starken individuellen Schwankung. Eine personalisierte und effektive postoperative Analgesie ist essenziell für eine gute Heilung und einen frühzeitigen Kostaufbau.

7.3.6.2 Nachblutung

Während die intraoperative Blutung beim intubierten Patienten durch Reduktion der Leistung und längere Einwirkzeit sowie gezielte Koagulation leicht beherrscht werden kann, ist die postoperative Nachblutung nach (partieller) Tonsillektomie immer ein potenziell lebensbedrohlicher Zustand. Nachblutungen nach (partieller) Tonsillektomie und interstitieller Tonsillotomie sollten immer ernst genommen und stationär weiterbehandelt werden. Viele Nachblutungen sistieren spontan, könnten aber gleichzeitig der Vorbote von fulminanten Spätblutungen sein. Im Falle einer spontan sistierenden Nachblutung muss der Patient engmaschig beobachtet werden und sollte in eine HNO-Klinik mit 24-h-(Bereitschafts-)Dienst und Anästhesie vor Ort überwiesen werden.

Bei einer akuten arteriellen Blutung besteht die Gefahr vor allem in der Aspiration von Blut und der Unmöglichkeit der Intubation bei Koageln im Mund-Rachen-Raum. Daher gehört in jede HNO-Einrichtung, die ernsthaft Tonsillenchirurgie betreibt, ein absaugbereiter Yankauer Sauger. Dieser starre Sauger hat mehrere Löcher an seiner abgerundeten Spitze, die durch Koagel nicht verstopfen und damit ein suffizientes Absaugen vor Intubation ermöglichen[6] (Abb. 7.28, 7.29).

7.3.6.3 Infektion

Nach allen schneidenden und auch interstitiellen Verfahren bilden sich mehr oder weniger dicke Fibrinbeläge an den Tonsillen. Die weißlich imponierenden Beläge besiedeln sich immer mit Bakterien der natürlichen Mundflora. Je dicker der Fibrinbelag, desto besser ist der Nährboden für Streptokokken und Staphylokokken, die gerne Biofilme auf den Wundflächen bilden. Eine gewisse Infektion dieser Beläge lässt sich einfach nicht verhindern nicht verhindern. Frühzeitiges Kauen und feste Nahrungsaufnahme sowie eine gute Mundhygiene helfen dabei, die Fibrinbeläge zu reduzieren und der Superinfektion vorzubeugen. Zunehmende Schmerzen, Fieber und Foetor ex ore sind die klinischen Zeichen einer Wundinfektion. In diesem Fall sollte ein gewebegängiges Breitbandantibiotikum, z. B. Amoxicillin oder Clindamycin, und entsprechende Analgetika verabreicht werden.

7.3.7   Nachbehandlung

Das Wichtigste bei Tonsillenchirurgie, egal welcher Art, ist ein sinnvolles Konzept zur Behandlung der **Nachblutung** und der **Schmerzen**. Die Patienten bzw. die Eltern oder Angehörigen müssen über das Risiko und die Ernsthaftigkeit einer Nachblutung

Abb. 7.28 Yankauer
Tonsillensauger

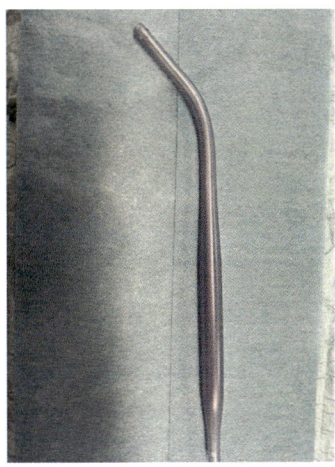

Abb. 7.29 Yankauer Sauger
im Detail mit mehreren
Löchern an der Spitze

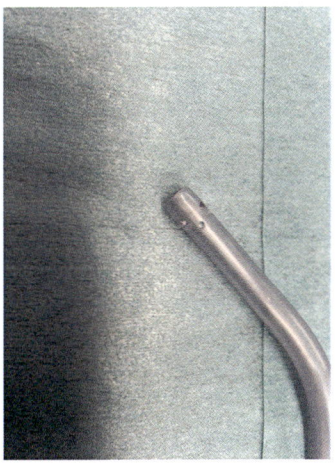

aufgeklärt werden. Ihnen sollten entsprechende Notfallpläne und Telefonnummern in die Hand gegeben werden. Zur Schmerzbekämpfung und Prophylaxe sollte ein individuell angepasstes Stufenschema nach WHO verordnet werden. Dabei enthalten die Basisstufe NSARs ohne ASS sowie orale Steroide und Gurgellösungen oder Lutschtabletten mit Salbei und/oder Benzocain als lokales Anästhetikum. Nebenbei hat sich Eis essen einerseits zur Schmerzlinderung und andererseits auch zur Verbesserung der Kalorienzufuhr seit Jahrzehnten bewährt.

Erst mit einem vollständigen Verschwinden der weißlichen Beläge und einem Sistieren der Schmerzen ist auch die Nachblutungsgefahr gebannt. Solange sollten sich die Patienten körperlich schonen und nicht in entlegene Gebiete ohne ärztliche Hilfe reisen (Abb. 7.30, 7.31, 7.32, 7.33).

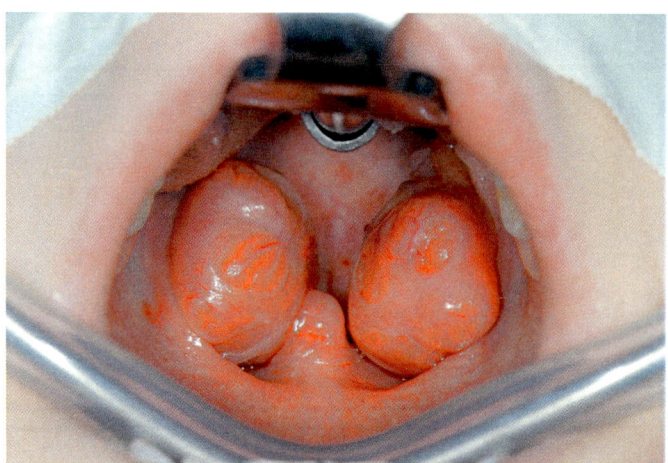

Abb. 7.30 Kindliche Tonsillenhyperplasie mit obstruktiver Schlafapnoe

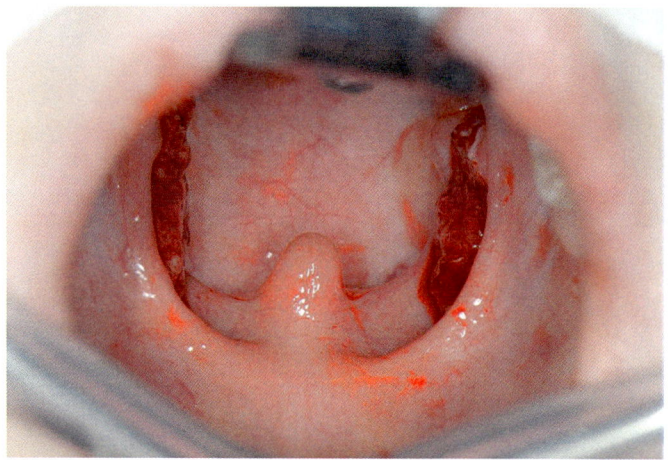

Abb. 7.31 Kindliche Tonsillotomie mit Schnittkante zwischen vorderem (**a**) und hinterem (**b**) Gaumenbogen. Dazugehöriges Video als (Tonsillotomie Olympus)

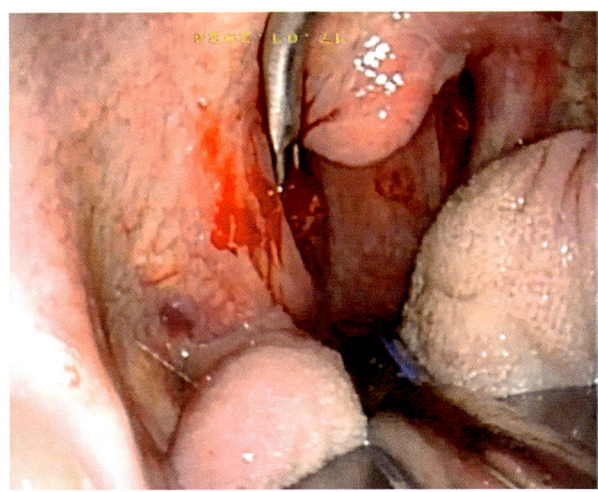

Abb. 7.32 Interstitielle Radiofrequenzbehandlung rechts bei Tonsillenhyperplasie

Abb. 7.33 Postoperatives
Bild nach Abheilung einer
intrakapsulären Tonsillektomie

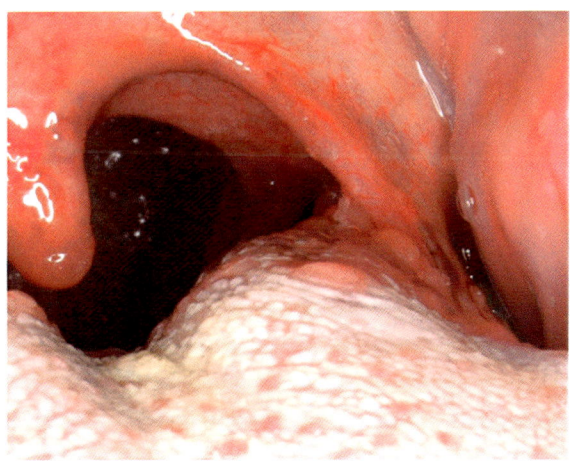

7.3.8 Fallbeispiel und Fazit für die Praxis

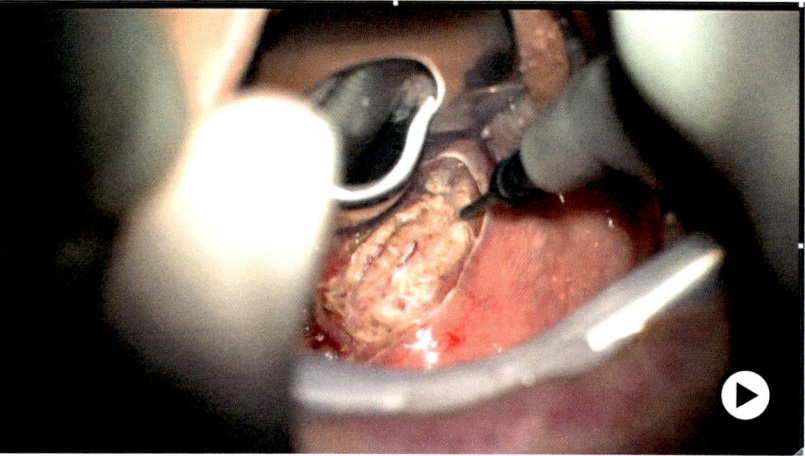

Abb. 7.34 Dazugehöriges Video als (*subcapsular tonsillectomy*). (▸ https://doi.org/10.1007/000-b87)

Fazit für die Praxis

Teilungen der Tonsille mit der monopolaren Radiofrequenznadel sowie die anspruchsvollere subtotale intrakapsuläre Tonsillektomie sind schnelle und bei richtiger Anwendung sichere Verfahren zur Reduktion des Tonsillenvolumens. Noch schonender und in Lokalanästhesie möglich ist die interstitielle Radiofrequenztherapie mit der bipolaren Sonde. Ob diese Verfahren eine Behandlungsalternative zur extrakapsulären Tonsillektomie bei rezidivierenden Tonsillitiden darstellen, muss sich noch beweisen.

Patienten bzw. Erziehungsberechtigte müssen über die Gefahr und das Vorgehen bei Nachblutungen aufgeklärt werden und sollten mit einem individualisierten Schmerzplan entlassen werden.

7.4 Zungengrund

7.4.1 Einleitung

Eine weitere Lokalisation im Oropharynx, die Schnarchen oder OSA verursachen kann, ist der hypertrophe Zungengrund. Andere mögliche Symptome und Indikationen für eine Therapie stellt auch die Dysphagie bzw. ein Fremdkörpergefühl durch eine Vergrößerung des Zungengrundes dar. Dieser ist weitaus schwerer zu behandeln als Nase oder Gaumen, da er zum einen weniger zugänglich ist und zum anderen es hier bei Blutung oder Schwellung rasch zu einem lebensbedrohlichem Zustand kommen kann.

7.4.2 Indikationen und präoperative Untersuchungen

Daher muss die Anwendung der Radiofrequenztherapie am Zungengrund – sowohl schneidend als auch durch Volumensreduktion – im Vorfeld gut geplant und mit dem Patienten/in ausführlich besprochen werden. Die Indikation für eine Verkleinerung des Zungengrundes ist eine Hyperplasie desselben mit entsprechenden Symptomen wie Schnarchen, obstruktives Schlafapnoesyndrom nach erfolgter diagnostischer Schlafendoskopie oder Dysphagie.

Die Diagnostik muss über die klinische Untersuchung stattgefunden haben und zusätzlich auch bei Schnarchen/OSAS im Rahmen einer DISE *(drug induced sleep endoscopy),* in der die Hypertrophie und Einengung des Oropharynx nach dem VOTE-Schema (Abb. 7.10) eingeteilt wird.

Dann kann eine interstitielle Radiofrequenztherapie zur Volumensreduktion oder auch eine ablative (schneidende) Variante durchgeführt werden.

7.4.3 Praktische Durchführung

Anästhesie
Die Behandlung des Zungengrundes kann sowohl in sitzender Position in Lokalanästhesie als auch in Narkose im Operationssaal durchgeführt werden.

Es wird mit der gebogenen Radiofrequenzsonde, die auch für den Weichgaumen verwendet wird, in den hypertrophen Zungengrund eingestochen und beidseits an den vorgewölbten Zungengrundtonsillen 2–3 Läsionen gesetzt. Keinesfalls sollte zu tief eingestochen werden, um die Arteria lingualis nicht zu verletzen oder bei gegebenenfalls notwendigem Koagulieren diese nicht zu veröden.

Ablative, also schneidend abtragende Radiofrequenzverfahren am Zungengrund müssen in Intubationsnarkose durchgeführt werden. Dabei werden die hypertrophen Zungengrundtonsillen mit der mittellangen monopolaren Nadel schrittweise abgetragen. Dabei muss ein Mundsperrer nach McIvor oder ein Stützlaryngoskop eingebracht werden. Danach wird der hypertrophe Anteil bis zum Zungenmuskel schneidend abgetragen. Die Blutstillung erfolgt zunächst mittels privin- oder adrenalingetränkter Kompresse. Bei nicht sistierender Blutung erfolgt die gezielte Bipolation oder Monopolation.

Die interstitielle Therapie ist schonender und komplikationsärmer als ablative Verfahren, da es zu einer geringeren Wundfläche und Gefahr von Verletzungen der Arteria lingualis kommt.

7.4.4 Radiofrequenzsonden

Zur Therapie des Zungengrundes werden je nach Verfahren (ablativ oder interstitiell) auch dementsprechend verschiedene Sonden verwendet. Beim schneidenen Behandeln werden zarte Nadeln, bei der interstitiellen Therapie auch Gabelsonden angewandt.

7.4.4.1 Powereinstellungen

Komplikationen

Sowohl bei der ablativen als auch bei der interstitiellen Radiofrequenztherapie muss an die Gefahr einer Blutung der A. lingualis gedacht werden oder auch eine Koagulation derselben. Die Blutung kann zu einer intraoperativ oder auch postoperativ ernsthaften Komplikation führen, denn es handelt sich nicht nur um die Blutung selbst, sondern in weiterer Folge und insbesondere im postoperativen und – nicht mehr intubierten – Situs auch um eine potenzielle Bedrohung des Atemweges.

Außerdem kann es im Falle der interstitiellen Radiofrequenztherapie zu einer Schwellung kommen und es wurden auch Abszesse im Zungengrund beschrieben [8]. Aus diesen Gründen wird nach einer Therapie des Zungengrundes (wie auch nach jeder Laserabtragung des Zungengrundes) prinzipiell eine Überwachung auf der Intensivstation oder im Aufwachraum empfohlen.

Laut den derzeit zur Verfügung stehenden Daten und den Leitlinien der Deutschen HNO Gesellschaft, kann die Radiofrequenztherapie am Zungengrund bei leicht bis mittelgradiger Schlafapnoe erwogen werden. Allerdings muss damit gerechnet werden, dass der Effekt nach einiger Zeit (nach etwa 2 Jahren) nachlassen wird [9, 10]. Die Radiofrequenztherapie des Zungengrundes scheint der Zungensuspension, die sogar bei milden bis schweren OSA angewandt werden kann, statistisch nicht unterlegen zu sein [9, 10].

Nachbehandlung

Wenigstens eine Nacht sollte der Patient bzw. die Patientin intensivmedizinisch überwacht werden. Da es jederzeit zu einer Schwellung kommen kann, die die Atemwege

Hersteller - Generator	Watt/Stufeneinstellung	Sonde
Olympus – Celon Elite®	Stufe 16 Pure Cut	ProCut Nadel™
Sutter – Curis®	20 Watt Cut2	Arrowtip mittel
Sutter – BM780 II®	Stufe 2-3 Cut 2	Arrowtip mittel
Meyer-Haacke – RadioSURG®	30-40 Cut/Coag c3	Feindraht Nadel lang

Abb. 7.35 Einstellung Zungengrund schneidendes/ablatives Verfahren

Hersteller - Generator	Watt/Stufeneinstellung	Sonde
Olympus – Celon Elite®	Stufe 12 fine RFITT	ProSleep™ Sonde
Sutter – Curis®	RaVor™ 10 Watt	Marinescu Gabelsonde gebogen
Sutter – BM780 II®	Stufe 2-3 Bipolar PRECISE	Marinescu Gabelsonde gebogen
Meyer-Haacke – RadioSURG®	22-24 COAG/PERM c3	UPP Spezialelektrode

Abb. 7.36 Einstellung Zungengrund interstitielles Verfahren

einengt, muss in den ersten postoperativen Tagen die Möglichkeit zur Intubation gewährleistet sein.

Fazit für die Praxis
Bei der Behandlung des Zungengrundes geht man von einem potenziell mit bedrohlichen Nebenwirkungen einhergehenden Eingriff aus und muss daher dementsprechend Vorkehrungen treffen. Der Atemweg muss im Falle einer postoperativen Schwellung oder Blutung zugänglich sein und daher Intubationsbereitschaft herrschen. Bei ebenso möglicher postoperativer Infektion oder Abszessbildung muss stets mit einer Einengung des Atemwegs gerechnet werden.

7.5 Larynx

7.5.1 Einleitung

Eingriffe am Larynx und insbesondere den Stimmlippen sind dem geübten Laryngologen vorbehalten. Das Handling mit der langen Radiofrequenznadel durch das Stützlaryngoskop bedarf viel Übung. Gleichzeitig bergen sämtliche thermische Verfahren am Kehlkopf die Gefahr der ungewollten Vernarbung und Verklebung der Stimmlippen. Laserchirurgische Verfahren können mit Mikromanipulator am Mikroskop dagegen viel gezielter und einfacher eingesetzt werden. Allerdings verfügt nicht jede Klinik über einen teuren CO_2-Laser und der Aufbau, die Laserschutzmaßnahmen und technische Wartung sind deutlich zeitaufwändiger als die Anwendung der monopolaren Radiofrequenzdissektion.

7.5.2   Indikationen und präoperative Untersuchungen

Indikationen für transorale Radiofrequenzbehandlungen am Larynx sind breitbasig aufsitzende Papillome oder Polypen sowie invasive Karzinome [11].

Bei diesen Erkrankungen ist ein schneidendes und koagulierendes Verfahren mit stei-
lem Temperaturgradienten von besonderer Bedeutung. Die Radiofrequenznadel bietet
bei entsprechender Einstellung einen extrem steilen Temperaturgradienten, der thermische Randschäden so gering wie möglich hält. Trotzdem sollten Biopsien, gestielte Papillome, Leukoplakien, Stimmlippenknötchen und Reinke-Ödeme nicht mit einem Laser
oder Radiofrequenzgerät, sondern „kalt" abgetragen werden, um eine Vernarbung zu verhindern.

7.5.3   Praktische Durchführung

Anästhesie
Die Vorrausetzung zur transoralen, mikrolaryngoskopischen Tumorchirurgie mit der
Radiofrequenznadel ist eine gute Einstellbarkeit des Kehlkopfs in Intubationsnarkose.

Bei der Radiofrequenzdissektion kommt es zur Verdampfung mit starker Rauchentwicklung an der hochfokussierten Plasmanadel. Der Rauch nimmt schnell die Sicht im
Stützlaryngoskop und muss daher suffizient abgesaugt werden. Der Rauch ist potenziell
infektiös bzw. kanzerogen und sollte daher über eine spezielle Rauchgasabsaugung ge-
filtert werden. Diese Eingriffe finden in der Regel in Intubationsnarkose statt, wobei kein
spezieller Lasertubus notwendig ist.

Radiofrequenzsonden
Es werden 21 cm lange Radiofrequenzsonden mit geraden und gewinkelten Spitzen
und gewinkeltem Schaft für die Larynxchirurgie angewandt (Abb. 7.37). Dabei sollte
der Cut1-Modus mit 10–20 W eingestellt werden, da dieser einen steilen Temperaturgradienten bei gleichzeitig noch annehmbarer Koagulation schafft.

7.5.4   Kontraindikationen und Limitationen

Die Radiofrequenztechnik bietet zwar einen extrem steilen Temperaturgradienten, trotzdem sollten die empfindlichen Stimmlippen keineswegs unnötig mit einem thermischen
Verfahren behandelt werden, welches eine Vernarbung im Reincke-Raum hervorrufen
kann. Die Handhabung der sehr langen Sonden muss geübt werden. Bei manchen Laryn-
goskopierohren kann man in der Mitte des Schafts ein Stahldraht einziehen, auf den der
Operateur die Radiofrequenzsonde zur besseren Kontrolle auflegen kann. Der Stahldraht
wirkt dann wie ein Hypomochlion und lässt die Spitze ruhiger halten.

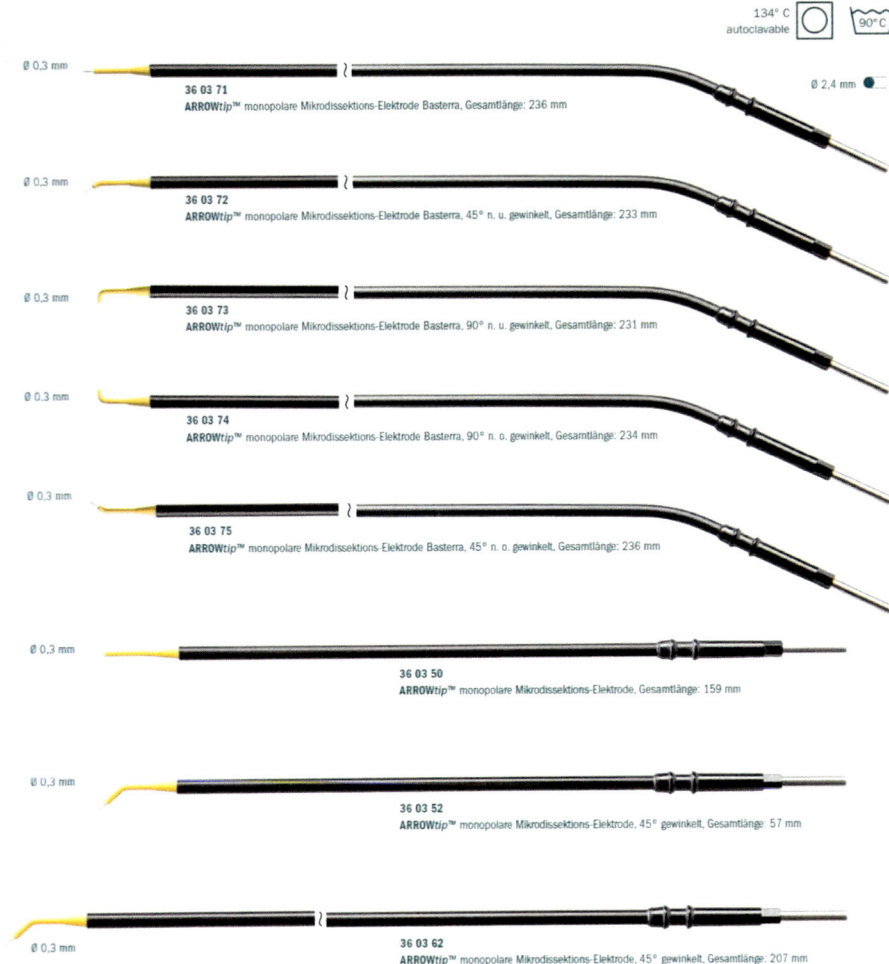

Abb. 7.37 Larynxsonden ArrowTip™ der Fa. Sutter Medizintechnik GmbH

Das größte Problem stellt jedoch die eingeschränkte Sicht durch die Sonde dar. Der Operateur muss mit dem Mikroskop durch das Laryngoskopierohr auf den Larynx schauen und verdeckt sein OP-Feld häufig durch das Zängelchen und die RF-Sonde. Außerdem kommt es bei Anwendung des Radiofrequenzschneidemodus zu starker Rauch- und Dampfentwicklung, sodass eine Rauchgasabsaugung auch noch dazukommt.

Fallbeispiel

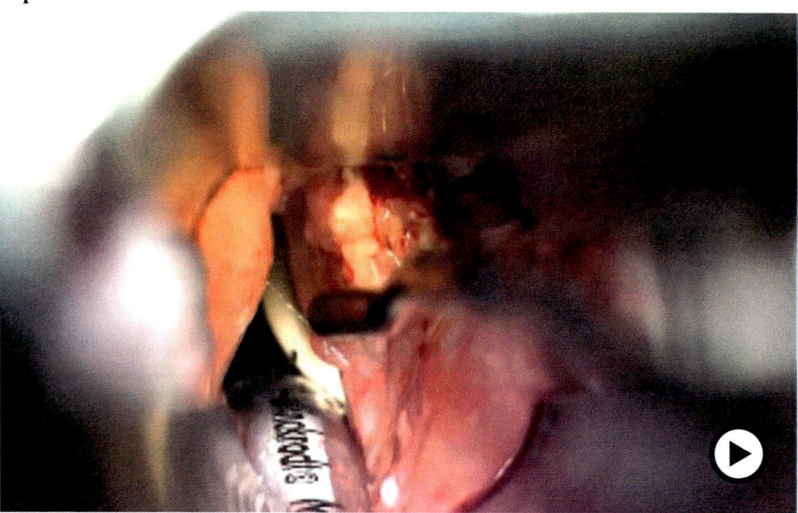

Abb. 7.38 Video einer Resektion eines cT3 Larynxkarzinoms. (▶ https://doi.org/10.1007/000-b85)

Fazit für die Praxis

Wer den technischen Aufwand und die hohen Anschaffungskosten eines CO_2-Lasers scheut und gleichzeitig schon etwas Übung mit dem Umgang mit längeren Radiofrequenzsonden hat, dem eröffnen sich mit den langen monopolaren Radiofrequenznadeln gute Möglichkeiten der Larynxchirurgie. In den meisten Fällen ist jedoch der kalten Dissektion und Blutstillung durch Adrenalintupferdruck der Vorzug zu geben.

7.6 Lymphangiome und Hämangiome

7.6.1 Einleitung

Wenn auch deutlich seltenere Indikationen, weil diese Malformationen auch gesamt gesehen mit geringerer Inzidenz vorkommen, stellen auch die Lymphangiome und Hämangiome eine Domäne der Radiofrequenztherapie dar.

Bei kleinen Hämangiomen bzw. Lymphangiomen kann die Läsion mit schneidender Technik abgetragen werden. Im Grunde funktioniert das wie mit einem Skalpell, nur dass stattdessen die Raumforderung mit der Radiofrequenznadel abgetragen wird. Größere AVM (arteriovenöse Malformation) sollten interstitiell behandelt werden.

Hier haben sich die bipolaren Gabel- oder Stabsonden bewährt. Dabei wird die gut durchblutete Malformation von außen nach innen, in Richtung des Hauptgefäßes interstitiell behandelt, meist in mehreren Sitzungen [12–15].

7.6.2 Indikationen und präoperative Untersuchungen

Die Abtragung eines Hämangioms beziehungsweise einer AVM ist dann indiziert, wenn es sich um eine kleinflächige Läsion handelt, diese mit medikamentöser Therapie nicht ausreichend therapiert werden kann. Letzteres gilt nur, wenn es sich um AVM zum Beispiel der Mundhöhle handelt, die üblicherweise nicht wie Hämangiome sensibel auf Betablocker-Therapie sind und sich aber an Stellen befinden, die störend hinsichtlich Schluckfunktion sind oder Patienten und Patientinnen wiederholt hineinbeißen und bluten.

Im Vorfeld gilt, dass AVM und Hämangiome in entsprechenden Boards abgeklärt gehören und deren Therapie durch die behandelnden Ärzte indiziert werden muss. Sollte es sich um kleine Läsionen handeln, die operativ abgetragen werden sollen, kann auch die Radiofrequenztherapie herangezogen werden.

7.6.3 Praktische Durchführung

Anästhesie

In der Regel werden kleine Hämangiome oder AVM, die sich im Kopf-Hals-Bereich befinden, beim Erwachsenen in Lokalanästhesie abgetragen. Dabei sollte ein langwirksames, adrenalinfreies Lokalanästhetikum wie z. B. Ropivacain verwendet werden. Sollte es sich um ein Kind handeln und die Radiofrequenztherapie die beste Option darstellen, kann der Eingriff in Allgemeinanästhesie durchgeführt werden. Größere Hämangiome sollten in Vollnarkose abgetragen werden, da eine Lokalanästhesie mit Adrenalin das Hämangiom blutleer macht und damit der Radiofrequenzstrom interstitiell nicht mehr wirken kann.

7.6.4 Radiofrequenzsonden

Je nach Zugänglichkeit kann für oberflächliche kleine Hämangiome die sehr feine biegbare Radiofrequenztherapie-Nadel verwendet werden oder aber bei tieferliegenden Läsionen auch auf für den Larynx konzipierte Radiofrequenztherapie-Sonden zurückgegriffen werden. Bei der interstitiellen Behandlung ist die lange, dünne bipolare Stabsonde von Olympus besonders beliebt, da mit einem einzigen Einstich in mehreren Applikationen große Areale verödet werden können. Jeder zusätzliche Einstich erhöht die Gefahr der Einblutung (Abb. 7.39).

Hersteller - Generator	Watt/Stufeneinstellung	Sonde
Olympus – Celon Elite®	Stufe 14 fine RFITT	ProBreath™ Sonde
Sutter – Curis®	RaVor™ 12 Watt	Marinescu Gabelsonde gebogen
Sutter – BM780 II®	Stufe 2-3 Bipolar PRECISE	Marinescu Gabelsonde gebogen
Meyer-Haacke – RadioSURG®	22-24 COAG/PERM c3	Feine Gabelsonde

Abb. 7.39 Einstellung Radiofrequenztherapie bei arteriovenösen Malformationen

7.6.4.1 Powereinstellungen
siehe Tabelle 7.35

7.6.5 Kontraindikationen

Nicht abgetragen werden sollten große Läsionen mit eindeutigem Gefäßzufluss, die eine bedrohliche Blutung oder Schwellung nach sich ziehen können. Bei AVM und Hämangiomen, die plan und von der Größe überschaubar sind, ist die Indikation zur Abtragung gegeben. Bei größeren Veränderungen ist es ratsam, diese mittels MRT-Angiografie abzuklären, zuführende Gefäße zu identifizieren und dann in mehreren Sitzungen mit Abstand zum Hauptgefäß oder nach Sklerosierung zu behandeln.

7.6.6 Komplikationen

Bei kleinen AVM und Hämangiomen können Nachblutungen, Wundinfektionen und Vernarbungen auftreten. Sollten große Läsionen – eventuell in falscher Indikation – mit der Radiofrequenztherapie angeschnitten werden, kann es zu starken und schwer beherrschbaren Blutungen kommen.

7.6.7 Nachbehandlung

In der Regel kann man die Wunde nach Abtragung ausgranulieren lassen. Nach Ablation von Schleimhaut-Hämangiomen sollte man durch Gurgeln und Spülen mit antiseptischen Lösungen Wundinfektionen vorbeugen.

> **Fazit für die Praxis**
> Kleine Hämangiome oder AVM im Kopf-Hals-Bereich können mit der Radio-
> frequenztherapie abgetragen werden. Größere AVM sollten in mehreren Sitzun-
> gen interstitiell koaguliert werden. Hüten Sie sich vor Alleingängen, denn gerade
> AVM treten sehr selten auf und gehören in interdisziplinären Boards besprochen
> und das Herangehen an mögliche sinnvolle Therapien diskutiert. Bedenke Sie, dass
> bei einigen Entitäten auch konservative Behandlungen verfügbar sind.

7.7 Paukenerguss

7.7.1 Einleitung

Das Seromukotympanon kann mittels Parazentese und Paukendrainage behandelt werden. In der Regel wird mit kalten Instrumenten wie dem Sichelmesser oder einer Lan-
zette das Trommelfell im hinteren unteren Quadranten eingeschnitten und das Se-
kret über diese gesetzte Perforation abgesaugt und die Pauke hinterher gespült [16].
Klassischerweise verheilt die Parazentese innerhalb weniger Tage bis einer Woche vollständig. Oft wäre eine etwas länger anhaltende Belüftung des Mittelohres erwünscht,
ohne jedoch ein Drainageröhrchen einsetzen zu müssen.

7.7.2 Indikationen und präoperative Untersuchungen

Bei der Parazentese mit der Radiofrequenznadel heilt die Öffnung meist erst nach mehreren Wochen. Wenn also eine deutlich längere Belüftung, jedoch ohne Setzen einer
Paukendrainage, erwünscht ist, kann die Indikation zu einer Parazentese mittels Radiofrequenztherapie gestellt werden. Da es sich um eine monopolare Nadel handelt, muss
auch eine Neutralelektrode geklebt werden (Abb. 7.40).

7.7.3 Praktische Durchführung

Anästhesie
Prinzipiell kann die Therapie sowohl in Lokalanästhesie als auch in Intubationsnarkose
stattfinden. Die Indikation wird nach Alter und Compliance des Patienten bzw. der Patientin gestellt.

Der Situs ist wie bei der klassischen Parazentese im Sitzen am Stuhl bei Vorgehen
in Lokalanästhesie oder aber im Liegen bei intubierten oder sedierten Patienten. Nach
Reinigung des Gehörganges und Inspektion des Trommelfells kann die Radiofrequenztherapie nach Kleben einer Neutralelektrode angewandt werden.

Abb. 7.40 Einstellung
Radiofrequenztherapie bei
Parazentese arteriovenöser
Malformation

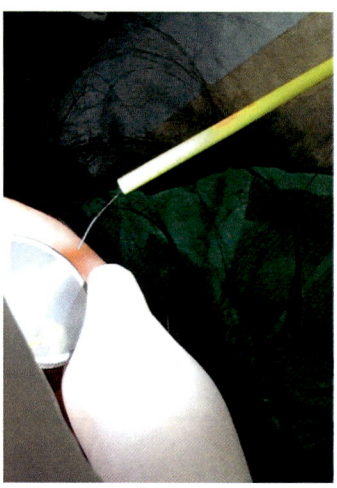

Da sich das hochfokussierte Plasmafeld vor allem an der Spitze der monopolaren Nadel aufbaut, schneidet diese theoretisch auch ohne Berührung.

Bei Hautschnitten oder der Tonsillotomie sollte daher der Radiofrequenzstrom vor dem Berühren des Gewebes aktiviert werden. D. h. zuerst wird das Fußpedal oder der Handschalter aktiviert und danach erst die monopolare Nadel zum Gewebe geführt.

Bei der Parazentese ist das *als einziges umgekehrt*. Hier soll eine definierte, kreisrunde Perforation mit minimaler Tiefenausbreitung aber Koagulationssaum am Schnittrand gesetzt werden. Daher wird die feine, monopolare Nadel ca. 30 Grad gebogen, um sie unter mikroskopischer Kontrolle auf das Trommelfell zu legen. Erst bei korrekter Lage wird dann der Hand- oder Fußschalter für 200 ms betätigt. Manche Hersteller bieten dafür einen Pulsmodus an. Bei Aktivierung schießt nun das Plasmafeld der Sonde ein kreisrundes Loch in das Trommelfell – unter starker Vaporisation und Schmauch. Daher ist die Sicht sofort schlecht und es muss zunächst abgesaugt werden. In der Regel reicht ein einziger Schuss und es blutet nicht.

Die Radiofrequenz Parazentese bleibt analog zur Laserparazentese ca. 4–9 Wochen offen (Abb. 7.41).

7.7.4   Radiofrequenzsonden

Zur Anwendung gelangen nur hauchdünne Nadeln, deren Spitze das Trommelfell aber nicht berührt (Abb. 7.42).

7.7.4.1 Powereinstellungen
(Siehe Abb. 7.42)

Abb. 7.41 Unmittelbar postoperatives Trommelfell, nachdem der Rauch und Dampf abgesaugt wurde, zeigt sich die kreisrunde, am Rand koagulierte Parazentese

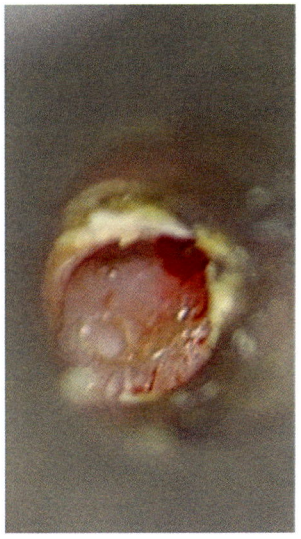

Hersteller - Generator	Watt/Stufeneinstellung	Sonde
Olympus – Celon Elite®	Stufe 20 Pure Cut	ProCut Nadel™
Sutter – Curis®	24 Watt Cut2	Arrow Tip™
Sutter – BM780 II®	Stufe 3 Cut 2	Arrow Tip™
Meyer-Haacke – RadioSURG®	30 CUT/ COAG C2	Starre Spezialnadel-elektrode beschichtet

Abb. 7.42 Einstellung der Radiofrequenztherapie-Sonden für die Parazentese

7.7.5 Komplikationen

Wie bei jeder Parazentese besteht die Gefahr einer bleibenden Perforation, einer Infektion und der Verletzung von Gehörknöchelchen.

> **Fazit für die Praxis**
> Sollten Sie eine längere Belüftung erwirken und ein Paukenröhrchen vermeiden wollen, stellt die Parazentese mit der Radiofrequenztherapie-Nadel eine gute Alternative dar. Die Spezialelektrode und das Equipment müssen freilich auch verfügbar sein, vor allem, wenn es sich um einen Eingriff handelt, der auch mit

konventionellen Methoden gut durchführbar und adäquat therapierbar ist. Sollte im Rahmen einer Tonsillotomie aber bereits die Ausrüstung für die Radiofrequenztherapie angewandt worden sein, kann unkompliziert auch die Parazentese mittels Radiofrequenztherapie durchgeführt werden.

7.8 Keloid

7.8.1 Einleitung

Das Keloid, wie wir es häufig sehen, tritt zumeist nach Operationen, die besonderen Spannungen unterliegen, auf. Außerdem kann es nach Traumata wie Verbrennungen, Piercings, Impfungen, Akne oder Herpes zoster vorkommen [17, 18].

Es wird deutlich häufiger bei dunkelhäutigen Patienten beobachtet [19]. Die Lokalisationen im HNO-Bereich betreffen zum Beispiel das Ohr nach Piercings oder nach Otoplastik sowie auch den Hals nach Halsoperationen. Der Pathomechanismus besteht hier in einem abnormen Wachstum zum Beispiel der Narbe aufgrund einer chronischen Inflammation des Stratum reticulare der Dermis [17, 18]. Der Unterschied zur hypertrophen Narbe stellt das Wachstum des Keloids über die Grenze der ursprünglichen Narbe hinaus in das gesunde, umgebende Gewebe dar.

7.8.2 Indikationen und präoperative Untersuchungen

Die klassische Therapie des Keloids besteht in einem Abtragungsversuch mit intraläsionaler Cortisoninjektion oder auch einer alleinigen Cortisoninjektion. Der Vorgang kann gegebenenfalls wiederholt werden. Auch reine intraläsionale Cortisonapplikationen sind Optionen.

Eine weitere Möglichkeit besteht darin, die Läsion durch Radiofrequenztherapie zu verkleinern. Dies kann in manchen Situationen in einer einzigen Sitzung behandelt werden, in anderen Fällen sind wiederholte Behandlungen nötig. Grundlegend hierfür ist eine Arbeit von Fruth aus 2011, in der er eine Patientenserie von Ohrmuscheln (n = 19) publizierte, die alle mittels Radiofrequenztherapie behandelt wurden [20].

Die einzelnen OP-Schritte sind in Abb. 7.45 abgelichtet.

7.8.3   Praktische Durchführung

Anästhesie

Es gibt zwei Möglichkeiten, Keloide abzutragen. Zum einen kann dies in einem schneidenden Setting durchgeführt werden; hier besteht aber natürlich wieder die Gefahr, dass sich nach dem Trauma des Schnittes ein neues Keloid bildet. Zum anderen besteht die Option der interstitiellen Therapie mit sehr dünnen Radiofrequenzsonden. Besonders die interstitielle Anwendung kann sehr einfach in Lokalanästhesie durchgeführt werden.

Zunächst wird eine anästhesierende Salbe aufgetragen und nach einer Einwirkzeit von 30–60 min kann mit der Radiofrequenztherapie begonnen werden. Sollte das Areal groß und die Schmerzempfindlichkeit hoch sein, wird ein 2 %iges Lokalanästhetikum ohne Vasokonstriktor appliziert. Nach Desinfektion wird mit der dünnen Nadelelektrode in das Keloid eingestochen, wobei darauf geachtet werden muss, dass die Haut ständig feucht gehalten wird. Dies funktioniert gut, indem nach jedem Einstich mit einem feuchten Tupfer über die Wunde gestrichen wird. Da die Wirkung durch die schlechtere Durchblutung sehr lokal bleibt, muss alle 1–2 mm eingestochen werden. Nach der Behandlung empfiehlt es sich noch, Cortison ins Keloid zu applizieren (Abb. 7.43).

7.8.4   Radiofrequenzsonden und Powereinstellungen
7.8.5   Kontraindikationen

Wie bei jeder Operation und auch kosmetischer Korrektur müssen Erfolge und mögliche Risiken gut abgewogen werden. Es handelt sich um ein interstitielles Verfahren ohne Ablation von Gewebe, allerdings in vorbekannt vernarbungsanfälligem Gewebe. Daraufhin und auch auf mögliche Misserfolge der Behandlung muss hingewiesen werden.

Hersteller - Generator	Watt/Stufeneinstellung	Sonde
Olympus – Celon Elite®	Stufe 16 Pure Cut	ProCut Nadel™
Sutter – Curis®	18 Watt Cut2	Arrow Tip™
Sutter – BM780 II®	Stufe 2-3 Cut 2	Arrow Tip™
Meyer-Haacke – RadioSURG®	23-28 Cut wenn schneidend,	Mulit-Tip Nadel
	10-12 Cut/coag ohne Abschaltung wenn interstitiell	Mulit-Tip Nadel

Abb. 7.43 Einstellung zur Behandlung eines Keloids

7.8.6   Komplikationen

Vor allem im schneidenden Verfahren besteht immer die Gefahr einer neuerlichen Keloidbildung. Beim interstitiellen Vorgehen kann es bei Verletzungen an der Oberfläche auch zu Krustenbildung und Verfärbung des Areals kommen. Besonders an gut ersichtlichen Stellen muss das behandelte Gebiet vor Sonne geschützt werden – durch Abdecken oder Sunblocker.

7.8.7   Nachbehandlung

Nach der Behandlung muss das Areal vor Sonneneinstrahlung geschützt werden. Es kann Wundheilungssalbe oder auch ein spezielles Silikongel, das für die Behandlung von Keloiden entwickelt wurde, appliziert werden (Abb. 7.44, 7.45, 7.46, 7.47, 7.48, 7.49, 7.50, 7.51, 7.52, 7.53, 7.54, 7.55, 7.56, 7.57 und 7.58).

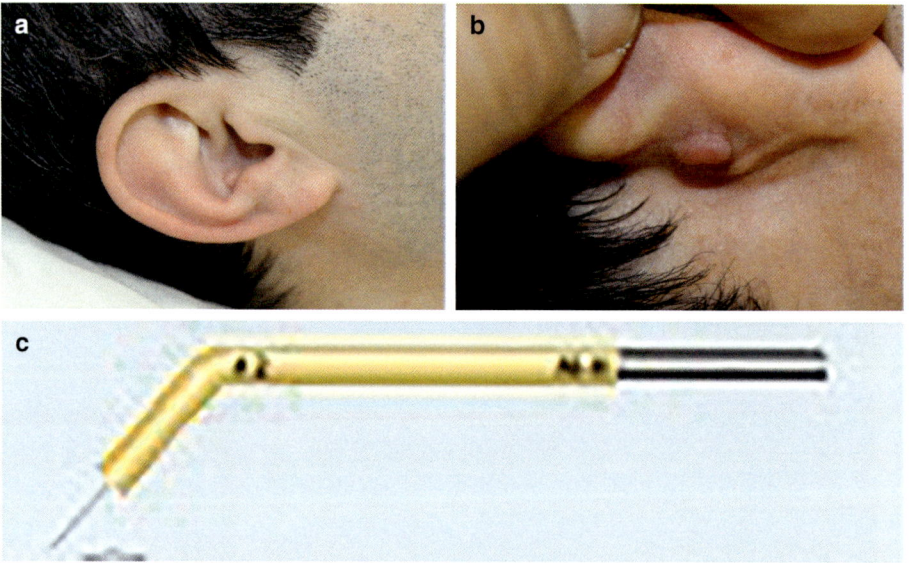

Abb. 7.44   a Keloid am rechten Ohr nach mehrmaliger Septorhinoplastik und Ohrknorpelentnahme. **b** Das Keloid war per continuitatem von Concha bis retroaurikulär an der Ohrmuschel ersichtlich. **c** Multi-Tip-Nadel Mit freundlicher Genehmigung der Firma Meyer Haake 30

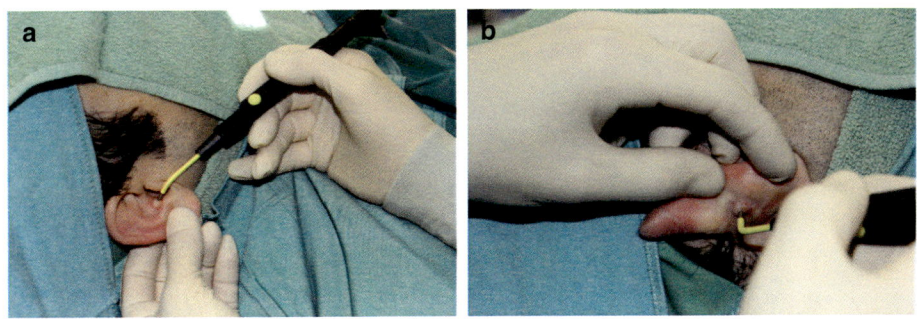

Abb. 7.45 a,b Intraoperativer Situs. Interstitielle Therapie eines Keloides mit der Radio-frequenznadel (a) Multi Tip, (b) Einstechen mit Effekt 10

Abb. 7.46 Keloid.
Postoperativer Situs nach
14 Tagen, ventraler Teil
des Keloids. Hier aufgrund
einer zurückhaltenden
Behandlung beim ersten
Eingriff eine dezente
Regression. Da es sich um
ein Keloid per continuitatem
nach Ohrknorpelentnahme
handelte, sollte kein Loch bei
zu starkem Ansprechen auf die
Radiofrequenztherapie riskiert
werden.

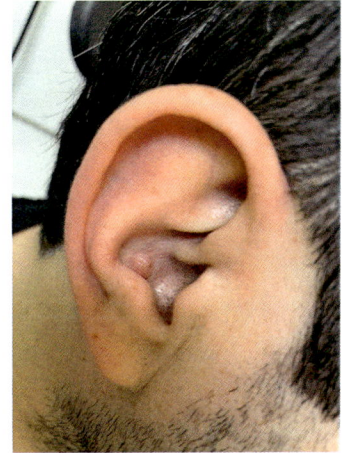

Abb. 7.47 Keloid.
Postoperativer Situs nach
14 Tagen, dorsaler Teil des
Keloids nach einmaliger
Therapie, dieser Anteil kaum
noch sichtbar

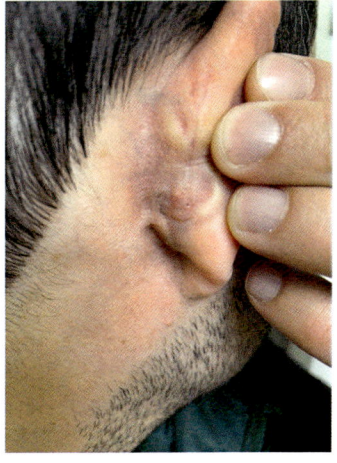

Abb. 7.48 Keloid im Verlauf
nach 6 Monaten ohne weitere
Behandlung nicht mehr
sichtbar und der Patient mit
dem Ergebnis zufrieden

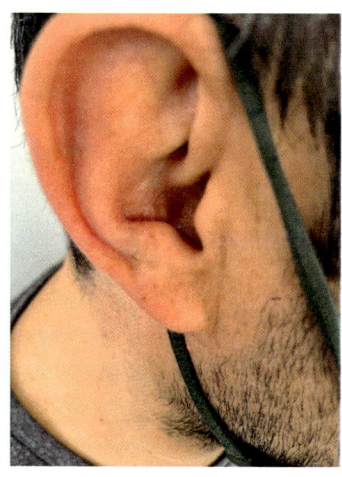

Abb. 7.49 9-jähriges
Mädchen mit Keloid links nach
Otopexie vor 4 Jahren

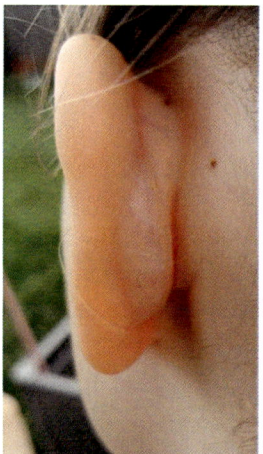

Fazit für die Praxis
Da Keloide häufig im Kopf-Hals-Bereich auftreten, sind diese auch kosmetisch
störend. Die Behandlung und auch die Vorbeugung vor neuen Keloiden ist schwer.
Eine sinnvolle Option, die leicht anwendbar und gut in Lokalanästhesie durchführbar ist, ist die interstitielle Behandlung mit der Radiofrequenztherapie. Dabei wird
eine Feindrahtnadel interstitiell gesetzt und dann erst der Strom appliziert.

Abb. 7.50 Keloid links
2 Wochen nach 1. Behandlung
mit Radiofrequenztherapie

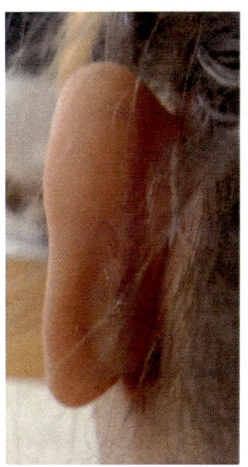

Abb. 7.51 Keloid rechts nach
Otopexie vor 4 Jahren

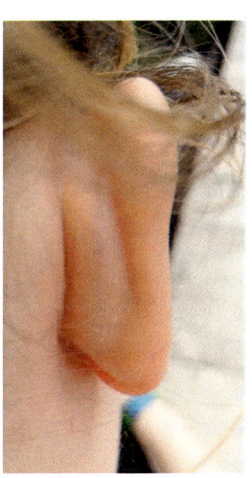

Abb. 7.52 2 Wochen
nach der 1. Behandlung mit
Radiofrequenztherapie und
Volon A

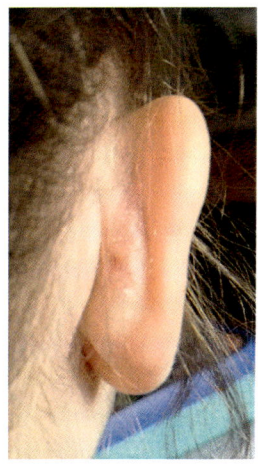

Abb. 7.53 2 Monate nach 1.
Radiofrequenztherapie links

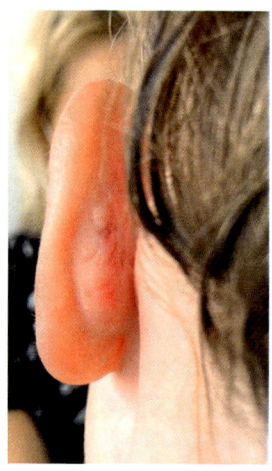

Abb. 7.54 2 Monate nach 1.
Radiofrequenztherapie rechts

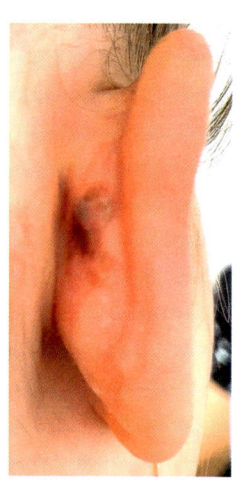

Abb. 7.55 Unmittelbar nach
2. Radiofrequenztherapie
+Volon-A-Unterspritzung links

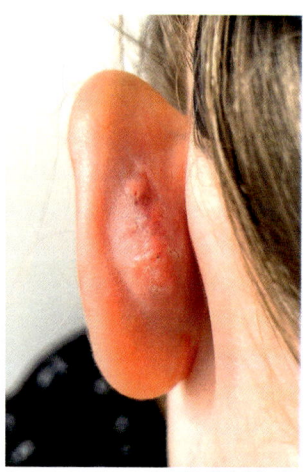

Abb. 7.56 Unmittelbar nach
2. Radiofrequenztherapie
+Volon-A-Unterspritzung
rechts

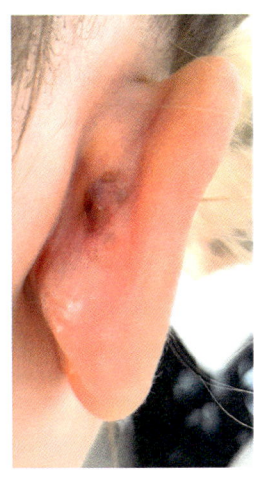

Abb. 7.57 Keloid rechts
im Verlauf nach gesamt
6 Monaten ohne weitere
Behandlung

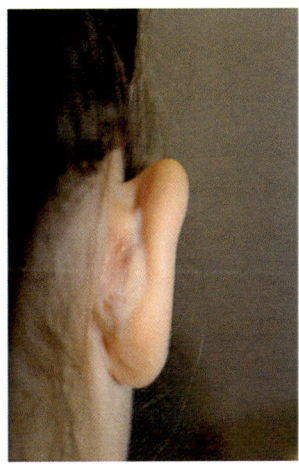

Abb. 7.58 Keloid links
im Verlauf nach gesamt
6 Monaten ohne weitere
Behandlung

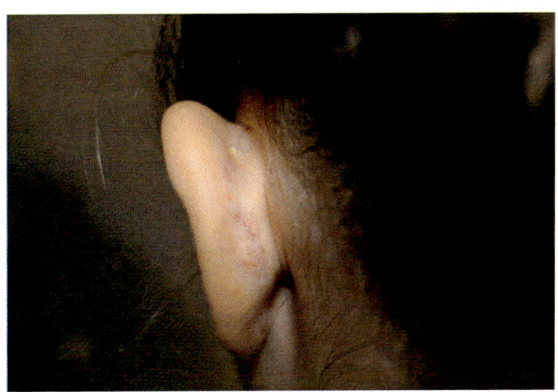

7.9   Hautschnitt

7.9.1   Einleitung

Hautschnitte im Gesichtsbereich werden von namhaften plastischen Chirurgen schon seit Jahrzehnten elektrisch durchgeführt [21]. Dabei hebt die Radiofrequenzchirurgie mit ihren noch präziseren Schnitten und feineren Nadelsonden diese Art des sanften Schneidens nochmals auf ein höheres Niveau [22]. Voraussetzung für einen gelungenen Hautschnitt ist jedoch, dass die Haut feucht, gut durchblutet und nicht zu dick ist. All diese Merkmale finden wir besonders im Gesicht vor. Die Abheilung eines Radiofrequenzschnittes ist bei korrekter Anwendung genauso gut wie nach einem gezielten Skalpellschnitt [23]. Der Vorteil ist aber, dass die kleinen, oberflächlichen Hautgefäße und Perforatoren direkt koaguliert werden und nicht in einem weiteren Schritt mit der Bipolaren koaguliert werden müssen. Denn das punktuelle Koagulieren von kleinen Sickerblutungen der Haut mit der bipolaren Pinzette führt zu deutlich größeren Koagulationszonen und Wundheilungsstörungen als der schmale, kontinuierliche Koagulationssaum beim Radiofrequenzschnitt. Da Knorpel ebenfalls sehr feucht durch seine gelartige Matrix ist, lässt sich besonders hyaliner Knorpel hervorragend mit der Radiofrequenzsonde schneiden. Bei hoher Leistung und im Cut-Mode ohne Koagulationssaum lässt sich Knorpel mühelos und fast wie mit dem Skalpell schneiden. Die Knorpelränder werden dabei kaum koaguliert und heilen später auch wieder gut zusammen. Dies kann bei Ohrmuschelresektionen sehr vorteilhaft sein.

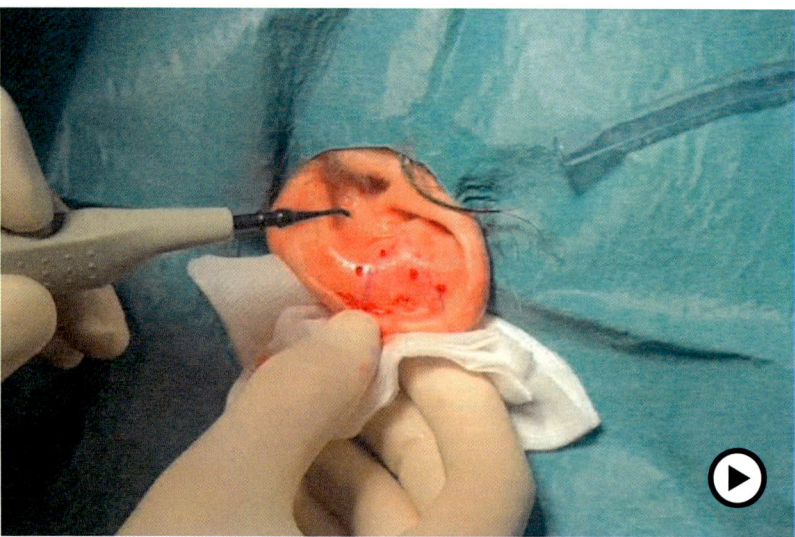

Abb. 7.59 Video Ohrmuschelresektion (▸ https://doi.org/10.1007/000-b89)

7.9.2 Vorbereitung

Für effektives, sauberes Schneiden muss die Haut befeuchtet werden. Alkoholisches Desinfektionsmittel verdunstet sehr schnell und können die Haut sogar austrocknen, daher sollte die Haut mit einer feuchten NaCl-Kompresse feucht gehalten und idealerweise mit Lokalanästhetikum aufgespritzt werden. Lokalanästhetikum mit Adrenalinzusatz hat sich in der HNO für Hautschnitte bewährt und kann auch für Radiofrequenzschnitte verwendet werden. Besser empfiehlt sich aber ein langwirksames, nicht adrenalinhaltiges Anästhetikum zu verwenden, wie z. B. Ropivacain. Die Gefäßkonstriktion durch den Adrenalinzusatz ist beim RF-Schnitt nicht nötig, und so mancher Patient verträgt auch diese kleinen Mengen Adrenalin nicht.

7.9.3 Durchführung

Nach Desinfizieren, Anzeichnen und Aufspritzen erfolgt der Hautschnitt mit der kurzen geraden oder leicht gebogenen Nadelsonde. Da sich das Plasmafeld an der Spitze der Nadelsonde fokussiert, schneidet auch nur die Spitze der Nadelsonde, dies bei korrekter Anwendung fast berührungslos. Erst kurz vor dem Berühren der Haut muss der Radiofrequenzstrom aktiviert werden. D. h. zuerst wird der Hand- oder Fußschalter betätigt und danach erst die Sonde zur Haut geführt. Nun sollte die Sonde ohne größeren Widerstand – aber unter Bildung eines feinen Lichtbogens – die feuchte Epidermis und Kutis schneiden, wobei der Wundrand keine Carbonisation, sondern nur eine leicht weißliche Koagulationszone aufweisen sollte. Wenn der Strom erst nach dem Hautkontakt aktiviert wird, kommt es zu Verklebungen und verstärkter Koagulation.

Dabei gilt: je dünner und feuchter die Haut, desto niedriger kann die Leistung eingestellt werden. Ist die Haut dagegen trocken und mit einer dicken Epidermis versehen, muss die Leistung hochgestellt werden und der Schneideffekt ist weniger stark ausgeprägt.

7.9.4 Kontraindikationen und Komplikationen

Hautschnitte mit dem Radiofrequenzgerät machen bei derber, trockener Epidermis (bei Rauchern oder UV-Schädigungen mit Epithelmetaplasie) wenig Sinn und funktionieren nicht gut.

Im Gegensatz zum Skalpell, welches Hautnerven und Venenwände bis zu einem gewissen Grad respektiert, schneidet die Radiofrequenzsonde auch diese Strukturen hervorragend. Daher sollte das Radiofrequenzmesser nur an der Oberfläche verwendet werden. Bei einer Anwendung am Hals bei relativ dicker Haut, größeren quer verlaufenden

Hautnerven (N. auricularis magnus) und Venen (V. jugularis externa) muss das Risiko-Nutzen-Profil sehr kritisch abgewogen werden (Abb. 7.60, 7.61, 7.62, 7.63, 7.64, 7.65, 7.66, 7.67).

Abb. 7.60 T3 spinozelluläres
Karzinom der Stirn rechts

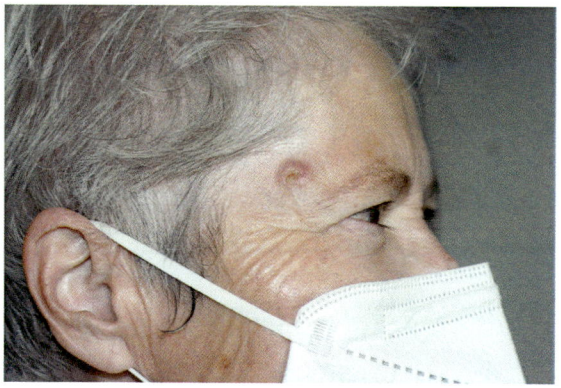

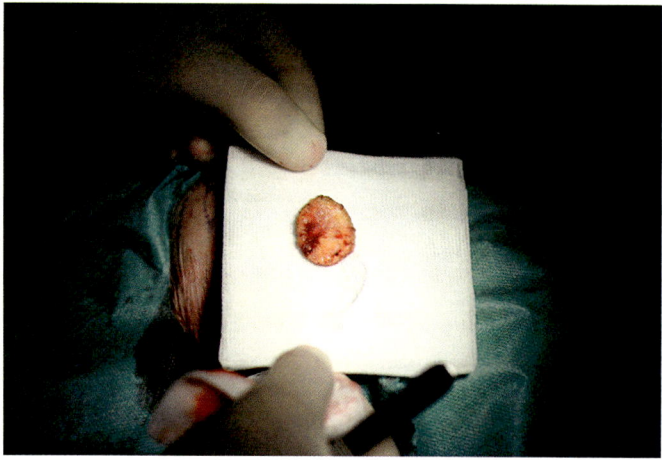

Abb. 7.61 Intraoperatives Präparat mit nur minimal koagulierten Schnitträndern nach Radio-frequenzschnitt

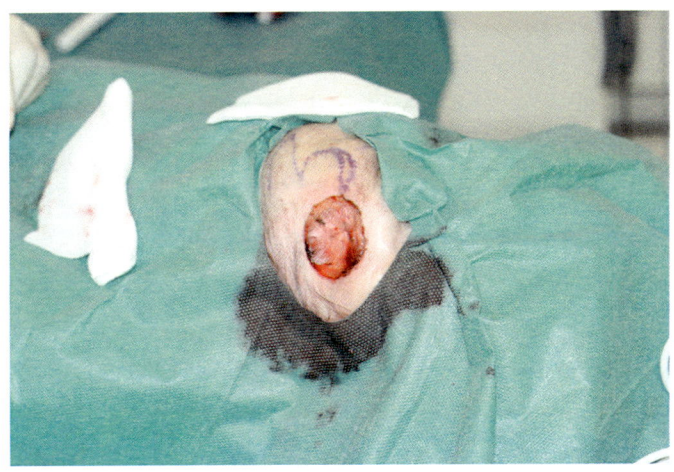

Abb. 7.62 Defektdeckung zweizeitig mittels biloped flap

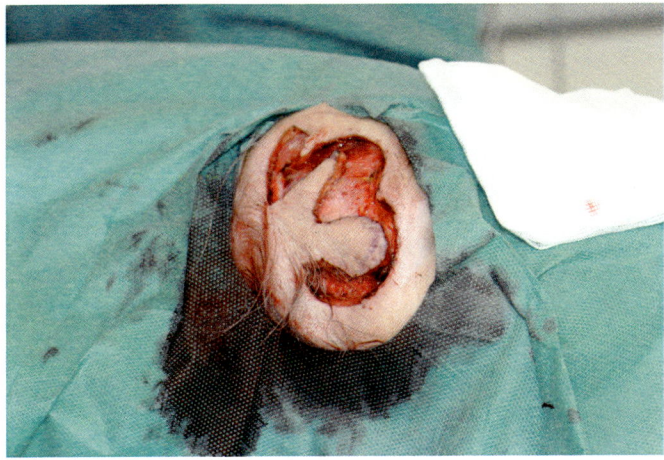

Abb. 7.63 Radiofrequenzschnittführung im Cut1-Modus und nach punktueller Bipolation

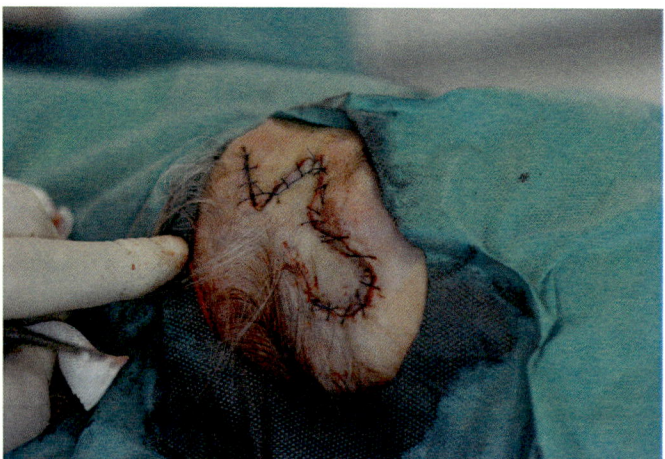

Abb. 7.64 Geschlossene, spannungsfreie Naht

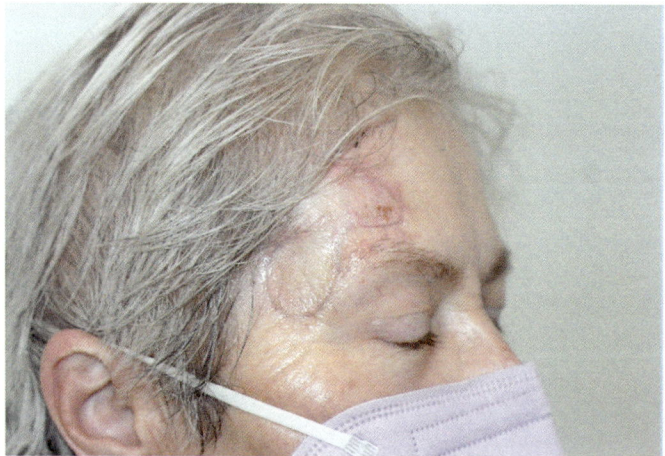

Abb. 7.65 10 Tage postoperatives Bild. Minimale Krusten. Fazialis intakt

Abb. 7.66 21 Tage
postoperatives Bild. Narben
noch leicht hypertroph und
gerötet (Bilder von Prof.
Stelter)

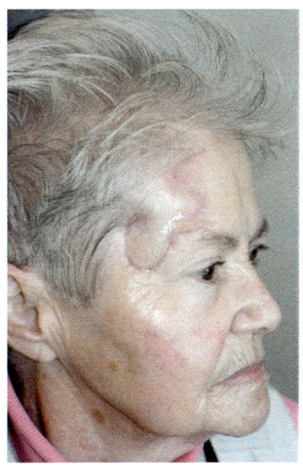

Abb. 7.67 21 Tage
postoperatives Bild.
Augenbraue nur minimal höher
rechts (Bilder von Prof. Stelter)

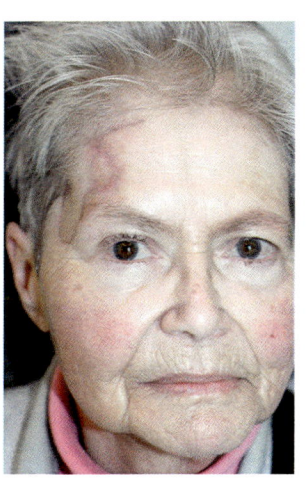

7.9.5 Geräteeinstellungen

Hersteller – Generator	Watt/Stufeneinstellung	Sonde
Olympus – Celon Elite®	Stufe 25 fine Cut	ProCut Nadel™
Sutter – Curis®	32 W Cut1	Biner Nadel mittel
Sutter – BM780 II®	Stufe 3–4 Cut1	Biner Nadel mittel
Meyer-Haacke – RadioSURG®	23–30 Cut/Coag c1	Feindraht Nadel

Einstellung Hautschnitt
   Bilderreihe: Hauttumor Biloped flap

Fazit für Praxis

Kurz vor dem Berühren der Haut muss der Fuß- oder Handschalter betätigt werden, damit der Radiofrequenzstrom vor dem eigentlichen Schnitt aktiviert wird. Dann schneidet die Spitze der Nadelsonde ohne größeren Widerstand die angefeuchtete Haut oder auch hyalinen Knorpel.

Dabei gilt: je dünner und feuchter die Haut, desto niedriger kann die Leistung gestellt werden. Ist die Haut trocken und derb, muss die Leistung höher eingestellt werden.

7.10   Tumorresektion und Tumordebulking

Schleimhauttumoren, ob maligne oder benigne, sind im Allergemeinen gut durchblutet und oftmals an schwer zugänglichen Stellen lokalisiert. Daher sollte die Resektion mit einer suffizienten Blutstillung und geringen thermischen Kollateralschäden einhergehen. Dies sind ideale Voraussetzungen für die Anwendung der monopolaren Radiofrequenznadel im Cut-Modus. Im Gegensatz zum Laser oder dem elektrischen Messer ist der Koagulationssaum so exakt einstellbar und minimal, dass der Pathologe die Resektionsränder sicherer beurteilen und das Gewebe besser abheilen kann [24]. Durch die 4-MHz-Technik faszikulieren Muskeln beim Durchtrennen mit der RF-Nadel nicht. Einzig die Rauchentwicklung kann durch das explosionsartige Verdampfen der Gewebsflüssigkeit zur Sichtbeeinträchtigung führen (Abb. 7.69, 7.70, 7.71).

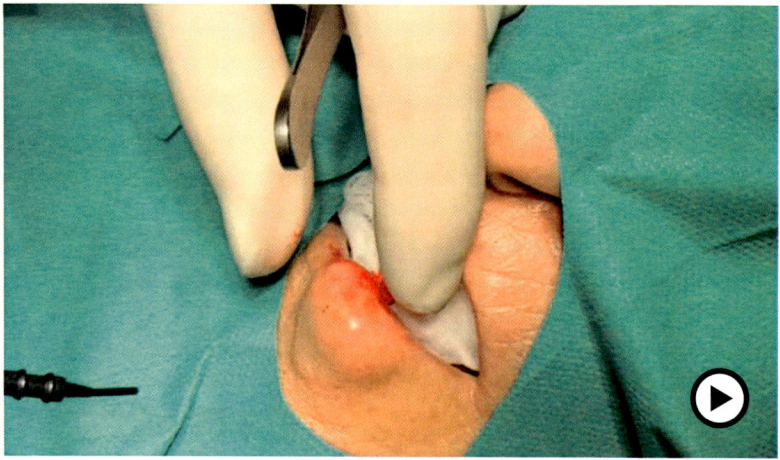

Abb. 7.68   zum Video: Unterlippenkarzinom in Keilexision (▶ https://doi.org/10.1007/000-b8a)

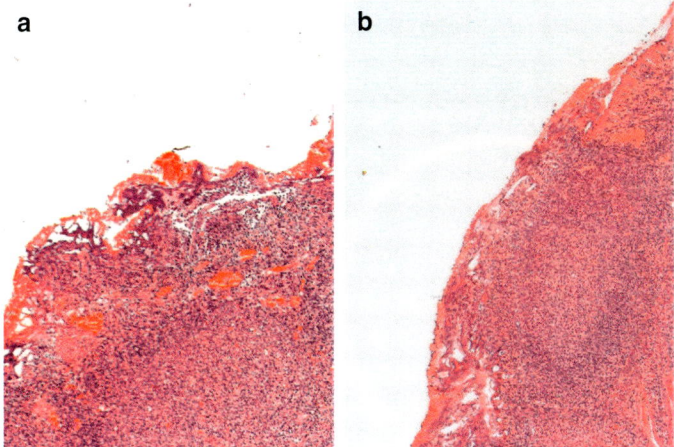

Abb. 7.69 a,b Schnittrand in HE-Färbung einer Tonsille: **a** Laserresektion und **b** Radiofrequenz-dissektion aus 25

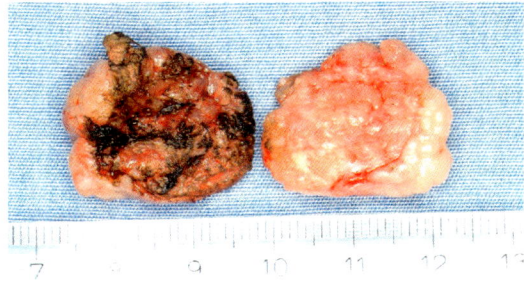

Abb. 7.70 Schnittrandvergleich Laserresektion *(links)* und Radiofrequenzdissektion *(rechts)* an der Tonsille beim selben Patienten

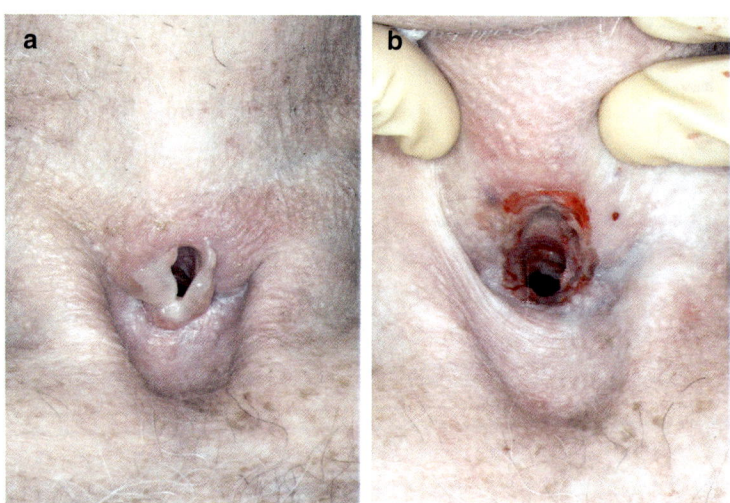

Abb. 7.71 a,b Tracheostomagranulationen vor (**a**) und nach (**b**) Abtragen mit der Radiofrequenz-nadel im Cut2-Modus. Durch den steilen Temperaturgradienten entsteht nur ein minimaler Koagulationssaum und die Wunde heilt besser ab

7.10.1 Geräteeinstellungen für Schleimhauttumoren

Hersteller – Generator	Watt/Stufeneinstellung	Sonde
Olympus – Celon Elite®	Stufe 16 Pure Cut	ProCut Nadel™
Sutter – Curis®	20 W Cut2	ArrowTip™ Nadel oder Schlingen
Sutter – BM780 II®	Stufe 2–3 Cut2	ArrowTip™ Nadel oder Schlingen
Meyer-Haacke – RadioSURG®	30–40 Cut/Coag c3	Feindraht Nadel oder Schlinge/Raute

7.11   Rhinophym

Das Rhinophym sollte als entzündliche Hauterkrankung zunächst konservativ mit Me-tronidazolcremes behandelt werden. Bei ausgeprägten Befunden leiden die Patienten aber häufig unter der medizinisch zwar harmlosen, aber kosmetisch störenden „Knollen-nase". In diesen Fällen kann die sehr gut durchblutete Nasenhaut mit der schneidenden monopolaren Radiofrequenznadel oder -schlinge schrittweise abgetragen werden [26, 27]. Die Radiofrequenznadel erzeugt dabei einen extrem steilen Temperaturgradienten bei gleichzeitiger Koagulation. Wichtig ist, dass die unterliegenden Flügelknorpel und

Dreiecksknorpel dabei nicht verletzt werden, da ansonsten Narben und Stenosen entstehen können. Denn die Radiofrequenznadel schneidet die wasserhaltige Knorpelmatrix genauso wie die gut durchblutete Nasenhaut.

Damit die Sicht auf das durchscheinende Nasenskelett stets gut und die Leitfähigkeit des Gewebes optimal ist, sollte während der Abtragung stets mit einer feuchten Kompresse mit NaCl nachgetupft werden. Zusätzlich ist eine Rauchgasabsaugung zu empfehlen.

Nach der Operation bildet sich ein Fibrinbelag, der im Sinne eines modernen Wundmanagements mit Hydrokoloidverbänden feucht gehalten werden sollte. Starke Verkrustungen sollten mit Octenidin eingeweicht und dann vorsichtig abgetragen werden. Postoperativ muss direkte Sonneneinstrahlung für 6 Wochen vermieden werden.

7.11.1 Geräteeinstellungen Rhinophym

Hersteller – Generator	Watt/Stufeneinstellung	Sonde
Olympus – Celon Elite®	Stufe 20 Pure Cut	ProCut Nadel™ o
Sutter – Curis®	22 W Cut2	ArrowTip™ Nadel oder Schlingen
Sutter – BM780 II®	Stufe 3–4 Cut2	ArrowTip™ Nadel oder Schlingen
Meyer-Haacke – RadioSURG®	30–40 Cut/Coag c3	Feindraht Nadel oder Schlingen

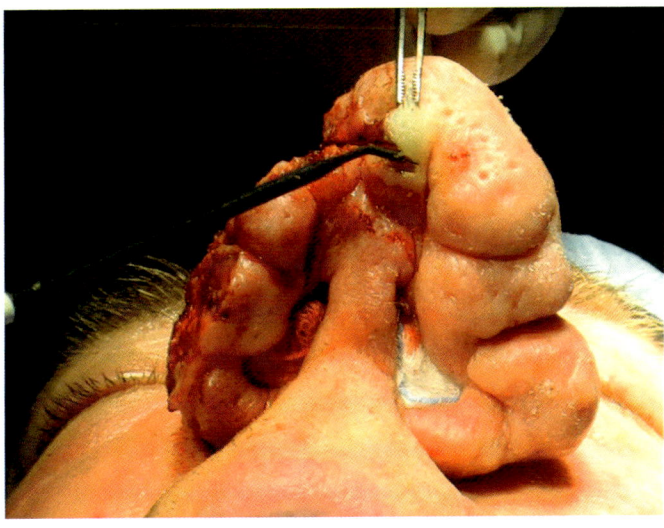

Abb. 7.72 Ausgeprägtes Rhinophym. Abtragung mit der Radiofrequenznadel

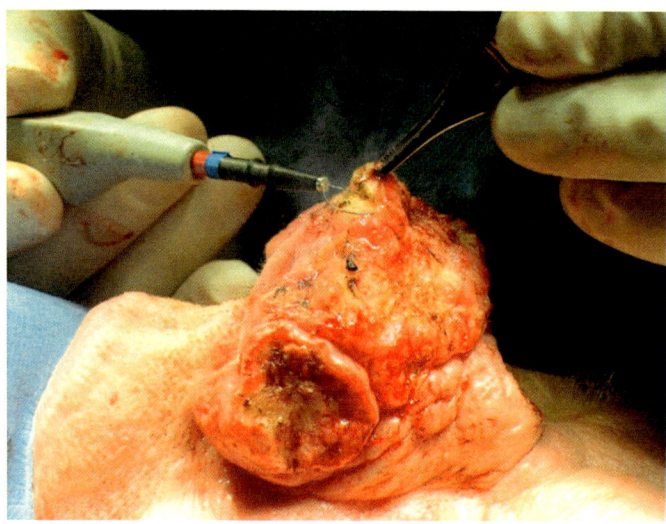

Abb. 7.73 Abtragung des Rhinophyms mit der Radiofrequenzschlinge für eine glatte Oberfläche

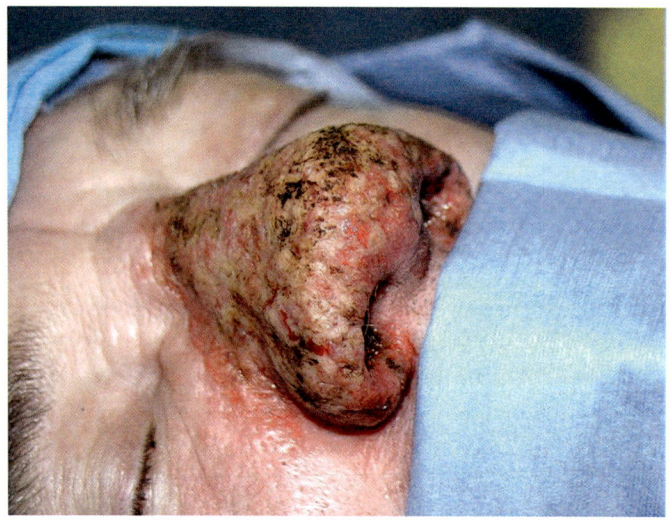

Abb. 7.74 Minimale Krusten nach Radiofrequenzabtragung und punktueller Bipolation des Rhinophyms

7.11.2 Sonden für die Abtragung von Hauttumoren (Abb. 7.75, 7.76)

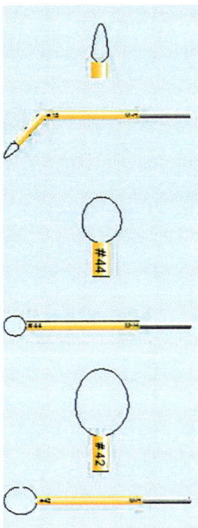

Abb. 7.75 Verschiedene Schlingensonden für das Abtragen im Cut-Modus mit Bilden einer Excavation (Mit freundlicher Genehmigung von Meyer Haake)

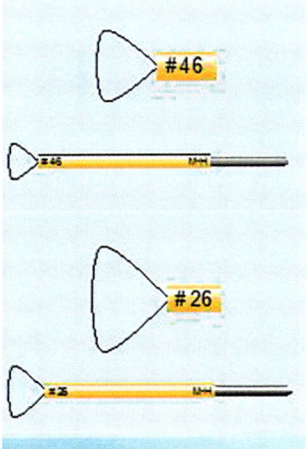

Abb. 7.76 Rautensonden für das Abtragen im Cut-Modus für glatte Hautoberflächenschnitte (Mit freundlicher Genehmigung von Meyer

Literatur

1. Stoksted P (1952) The physiologic cycle of the nose under normal and pathologic conditions. Acta Otolaryngol 42(1–2):175–179
2. Harrill WC, Pillsbury HC III, McGuirt WF et al (2007Nov) Radiofrequency turbinate reduction: a NOSE evaluation. Laryngoscope 117(11):1912–1919
3. Kisser U, Stelter K, Gurkov R et al (2014Dec) Diode laser versus radiofrequency treatment of the inferior turbinate – a randomized clinical trial. Rhinology 52(4):424–430
4. S2e-Leitlinie Obstruktive Schlafapnoe bei Erwachsenen: HNO-spezifische Therapie. https://register.awmf.org/de/leitlinien/detail/017-069
5. M. Just, A. Dietz, FA Wissen HNO, 2019, 638–50
6. Balsevicius T, Uloza V, Vaitkus S, Sakalauskas R, Miliauskas S (2013) Controlled trial of combined radiofrequency-assisted uvulopalatoplasty in the treatment of snoring and mild to moderate OSAS (pilot study). Sleep Breath 17:695–703
7. Ref Type: Internet Communication
8. Tornari C, Wong G, Arora A, Kotecha B (2015) A unique complication of radiofrequency therapy to the tongue base. Int J Surg Case Rep 8C:9–12
9. S2e-Leitlinie Obstruktive Schlafapnoe bei Erwachsenen: HNO-spezifische Therapie. https://register.awmf.org/de/leitlinien/detail/017-069
10. Fibbi A, Ameli F, Brocchetti F, Mignosi S, Cabano ME, Semino L (2009) Tongue base suspension and radiofrequency volume reduction: a comparison between 2 techniques for the treatment of sleep-disordered breathing. Am J Otolaryngol 30:401–406
11. Somogyvari K, Gerlinger I, Lujber L et al (2015) Radiofrequency transoral microsurgical procedures in benign and malignant laryngeal and hypopharyngeal lesions (institutional experiences). ScientificWorldJournal 2015:926319
12. Grimmer JF, Mulliken JB, Burrows PE et al (2006Nov) Radiofrequency ablation of microcystic lymphatic malformation in the oral cavity. Arch Otolaryngol Head Neck Surg 132(11):1251–1256
13. Kim AH, Ko HK, Won JY et al (2009Aug) Percutaneous radiofrequency ablation: a novel treatment of facial venous malformation. J Vasc Surg 50(2):424–427
14. Garg S, Kumar S, Singh YB (2015Mar) Intralesional radiofrequency in venous malformations. Br J Oral Maxillofac Surg 53(3):213–216
15. Lisan Q, Villepelet A, Parodi M et al (2016Apr) Value of radiofrequency ablation in the management of retropharyngeal lymphatic malformation. Int J Pediatr Otorhinolaryngol 83:37–40
16. S2k-Leitlinie der AWMF - Seromukotympanon. 2018 Ref Type: Internet Communication
17. Ogawa R (2017Mar) Keloid and hypertrophic Scares are the Result of Chronic Inflammation in the Reticular Dermis. Int J Mol Sci 18(3):606
18. Ogawa R, Dohi T, Tosa M, Aoki M, Akaishi S (2021Mar) The latest Strategy for Keloid and Hypertrophic Scar Prevention and Treatment: The Nippon Medical School (NMS) Protocol. J Nippon Med Sch 88(1):2–9
19. Tirgan MH. Neck keloids: evaluation of risk factors and recommendation for keloid staging system. F1000Res 2016 Jun 28;5:1528
20. Fruth K, Gouveris H, Ch, Kuelkens, Mann WJ (2011May) Radiofrequency tissue volume reduction for the treatment of auricle keloids. Laryngoscope 121(6):1233–1236
21. Goldwyn RM (1979Feb) Bovie: the man and the machine. Ann Plast Surg 2(2):135–153
22. Sachs M, Sudermann H. [History of surgical instruments: 7. The first electrosurgical instruments: galvanic cauterization and electric cutting snare]. Zentralbl Chir 1998;123(8):950–4

23. Biesman BS, Pope K (2007Jul) Monopolar radiofrequency treatment of the eyelids: a safety evaluation. Dermatol Surg 33(7):794–801
24. Somogyvari K, Gerlinger I, Lujber L et al (2015) Radiofrequency transoral microsurgical procedures in benign and malignant laryngeal and hypopharyngeal lesions (institutional experiences). ScientificWorldJournal 2015:926319
25. Stelter K, de la CR, Patscheider M, et al. Double-blind, randomised, controlled study of postoperative pain in children undergoing radiofrequency tonsillotomy versus laser tonsillotomy. J Laryngol Otol 2010 Aug;124(8):880–5
26. Aferzon M, Millman B (2002Aug) Excision of rhinophyma with high-frequency electrosurgery. Dermatol Surg 28(8):735–738
27. Erisir F, Isildak H, Haciyev Y (2009Mar) Management of mild to moderate rhinophyma with a radiofrequency. J Craniofac Surg 20(2):455–456

Kosmetische Indikationen

8

8.1 Blepharoplastik

8.1.1 Einleitung

Die sehr dünne und gut durchblutete Haut der Oberlider bietet ideale Voraussetzungen für das Schneiden mit dem Radiofrequenzgerät. Radiofrequenzassistierte Blepharoplastiken werden von vielen plastischen Chirurgen schon seit Dekaden durchgeführt. Dabei führt die Radiofrequenzchirurgie mit ihren extrem präzisen Schnitten und feinen Nadelsonden zu geringerer Schwellung, weniger Hämatomen, schnellerer Abheilung sowie verkürzter OP-Zeit. Voraussetzung für den gelungenen Haut- und Muskelschnitt ist jedoch, dass die Haut feucht und weit vom Auge entfernt ist. Daher ist das großzügige Aufspritzen der Oberlider mit einem Lokalanästhetikum essenziell.

Die Abheilung des Radiofrequenzschnittes ist bei korrekter Anwendung genauso gut wie nach einem gezielten Skalpellschnitt. Der Vorteil ist wieder (siehe Kap. Hautschnitt), dass die kleinen, oberflächlichen Hautgefäße und Perforatoren direkt koaguliert werden und nicht im Nachhinein mit der Bipolaren Kaustik versorgt werden müssen. Das punktuelle Koagulieren von kleinen Kapillaren der Haut mit der bipolaren Pinzette führt erfahrungsgemäß zu deutlich größeren Koagulationszonen und Wundheilungsstörungen als der schmale, kontinuierliche Koagulationssaum beim Radiofrequenzschnitt.

Ergänzende Information Die elektronische Version dieses Kapitels enthält Zusatzmaterial, auf das über folgenden Link zugegriffen werden kann https://doi.org/10.1007/978-3-662-67826-8_8. Die Videos lassen sich durch Anklicken des DOI Links in der Legende einer entsprechenden Abbildung abspielen, oder indem Sie diesen Link mit der SN More Media App scannen.

Abb. 8.1 Hautschnitt mit der Radiofrequenznadel Cut1 am Oberlid

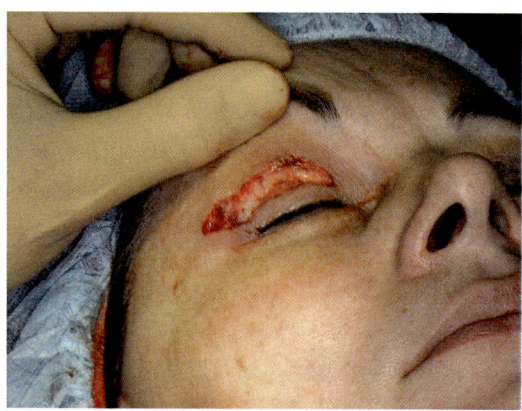

Abb. 8.2 Minimales Hämatom und minimale Koagulationszone, dadurch hervorragende Heilung

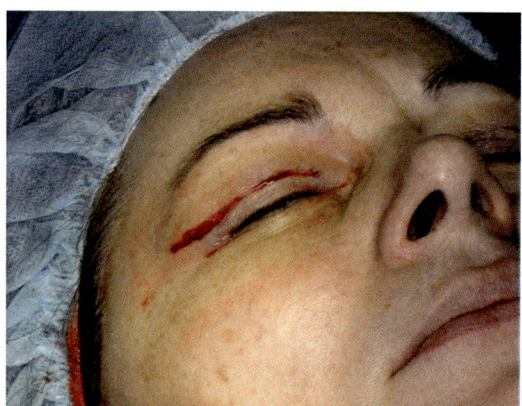

Außerdem schneidet die Radiofrequenznadel die dünne Haut und das darunterliegende, besser durchblutete subkutane muskuloaponeurotische System (SMAS) und den Musculus orbicularis auris in einem, was zu einer deutlichen OP-Zeitverkürzung führt (Abb. 8.1).

8.1.2 Vorbereitung

Für einen effektiven und sauberen Hautschnitt sollten die Oberlider mit NaCL befeuchtet werden und mit reichlich Lokalanästhetikum aufgespritzt werden. Lokalanästhetikum mit Adrenalinzusatz (1:200.000) hat sich für die Blepharoplastik bewährt und kann auch für Radiofrequenzschnitte verwendet werden. Ein langwirksames, nicht adrenalinhaltiges Anästhetikum kann dagegen zu längeren Lähmungen des M. orbicularis oris und des M. Levator palpeprae und somit zu Ptose oder Lagophtalmus führen und sollte daher nicht verwendet werden. Durch das subkutane Aufspritzen und Abheben der Haut wird außerdem eine Sicherheitszone zum Auge aufgebaut. Ein Linsenschutz sollte trotzdem verwendet werden (Abb. 8.2).

8.1.3 Durchführung

Nach Desinfizieren, Anzeichnen und Aufspritzen erfolgt der Hautschnitt und Muskelschnitt mit der kurzen geraden oder leicht gebogenen Nadelsonde. Da sich das Plasmafeld an der Spitze der Nadelsonde fokussiert, schneidet die Spitze der Nadelsonde exakt und ohne Tiefenwirkung. Dies ist bei korrekter Anwendung fast berührungslos. Kurz vor dem Setzen des Schnittes muss der Radiofrequenzstrom aktiviert werden. D.h. zuerst wird der Hand- oder Fußschalter betätigt und danach erst berührt die Sonde die Haut. Nun sollte die Sonde ohne größeren Widerstand, aber unter Bildung eines feinen Lichtbogens die Oberlidhaut schneiden. Der Wundrand sollte keine Carbonisation aufweisen, sondern nur eine leicht weißliche Koagulationszone. Wenn der Strom erst nach dem Hautkontakt aktiviert wird, kommt es zu Verklebungen und verstärkter Koagulation (Abb. 8.3).

Dabei gilt: je dünner und feuchter die Haut, desto niedriger kann die Leistung gewählt werden. Ist die Haut dagegen trocken und dick, muss die Leistung etwas hochgestellt werden. Der geübte Blepharoplastiker wird nun die Haut und den M. orbicularis oris in einem dissezieren. Alternativ kann mit der Radiofrequenz-(RF-)Sonde auch zuerst die Haut und danach der Muskel geschnitten werden. Dabei müssen größere Blutungen aus dem Muskel gezielt bipoliert oder mit dem Koagulationsmodus monopliert werden.

Die Resektion des medialen Fettpolsters nur mit der Radiofrequenznadel hat sich nicht bewährt. Hier sind die gezielte, bipolare Koagulation und das Schneiden mit der Schere unkomplizierter und sicherer, da keine Wärmeübertragung in die Nähe des Augapfels erfolgt.

Abb. 8.3 2 Tage postoperativ beim Verbandswechsel nach Oberlidplastik

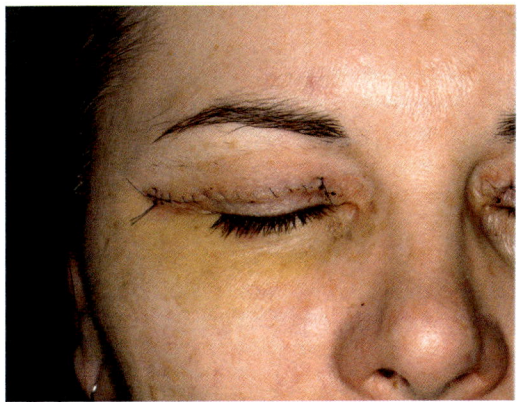

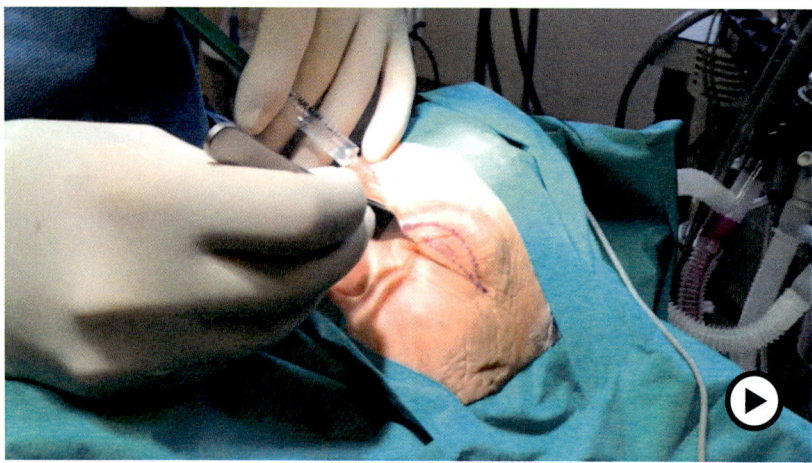

Abb. 8.4 Video: Blepharoplastik oben. (▶ https://doi.org/10.1007/000-b8b)

8.1.4   Kontraindikationen und Komplikationen

Vorsicht ist geboten bei Patienten mit Exophtalmus. Abgesehen davon, dass hier zunächst ein zugrunde liegender endokriner Exophtalmus ausgeschlossen werden sollte, kann bei einem Exophtalmus der M. orbicularis oris so stark gespannt sein, dass er versehentlich überreseziert wird und dann ein Lagophtalmus resultiert. Ansonsten muss dem Operateur klar sein, dass er mit einem hochfokussierten Plasmafeld in der Nähe des Auges hantiert. Die Radiofrequenzsonde würde sowohl die Linse als auch die palpebrale Knorpelplatte hervorragend schneiden (Abb. 8.5).

Abb. 8.5 8 Tage postoperativ
nach dem Ziehen der Fäden

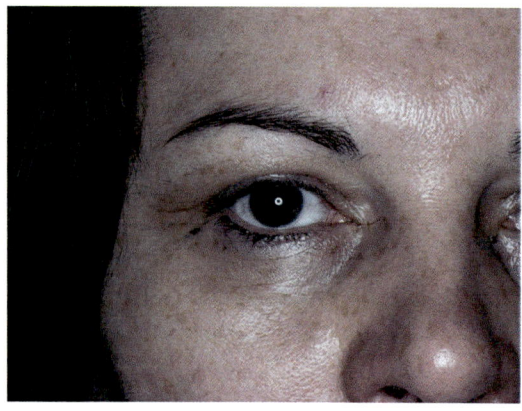

8.1.5 Geräteeinstellungen Blepharoplastik

Einstellung Blepharoplastik Oberlid mit schneidendem Verfahren

Hersteller – Generator	Watt/Stufeneinstellung	Sonde
Olympus – Celon Elite®	Stufe 25 fine Cut	ProCut Nadel™
Sutter – Curis®	32 W Cut1	Biner Nadel kurz
Sutter – BM780 II®	Stufe 3–4 Cut1	Biner Nadel kurz
Meyer-Haacke – RadioSURG®	23–28 Cut/Coag	Feindraht Nadel

Fazit für Praxis

Kurz vor dem Setzen des Hautschnittes muss der Fuß- oder Handschalter betätigt werden, damit der Radiofrequenzstrom vor dem eigentlichen Schnitt aktiviert wird. Dann schneidet die Spitze der Nadelsonde ohne größeren Widerstand die angefeuchtete Haut und den Muskel.

Dabei gilt: je dünner und feuchter die Haut, desto niedriger kann die Leistung gestellt werden. Ist die Haut trocken, sollte sie mit NaCl befeuchtet werden.

8.2 Hautanhängsel

Besonders auf alternder Haut, aber auch bereits in jungen Jahren, können sich sogenannte Hautanhängsel bilden. Sie treten als gestielte oder breitbasig aufsitzende Fibrome in Gesicht, am Hals und Dekolleté auf, können aber auch anderswo und hier vorwiegend am Stamm vorkommen.

8.2.1 Indikationen und präoperative Untersuchungen

Kleine Hautanhängsel ohne Malignitätsverdacht können leicht mit einer monopolaren Radiofrequenztherapie- Sonde abgetragen werden. Klar abgegrenzt werden müssen Naevi, die immer ein gewisses Entartungspotenzial besitzen und mit einem ausreichenden Sicherheitsabstand in alle Richtungen entfernt werden und histologisch aufgearbeitet sollten. Aber leichte Hauterhebungen oder Fibrome können – genauso gut wie punktförmige kleinste Hämangiome – im Rahmen einer kosmetischen Behandlung mit einer Schlinge oder einer Kugelsonde abgetragen werden.

8.2.2   Praktische Durchführung

Anästhesie

Der Eingriff erfolgt nahezu immer in Lokalanästhesie, wofür eine anästhesierende Salbe, die 30–60 min an den betroffenen Hautstellen mittels Okklusionsverband einwirken soll, verwendet werden kann. Ausnahmen betreffend Anästhesieverfahren können zum Beispiel gemacht werden, sollten kleinere kosmetische Abtragungen im Rahmen einer anderen Operation, die in Allgemeinnarkose stattfindet, erfolgen.

Wichtig bei der Abtragung ist zum einen die Wahl der richtigen Sonde – es gibt hier eine große Auswahl mit unterschiedlichen Formen des Drahtes; diese inkludieren Schlingen in verschiedenen Größen, Rauten, kleine und größere Kugelsonden und sehr feine und zum Teil längenverstellbare Drahtelektroden. Bei der Abtragung muss immer eine **Neutralelektrode** geklebt werden, damit der Strom abgeleitet werden kann.

Mit den Kugelelektroden kann das Hautanhängsel Schicht für Schicht abgetragen werden, wodurch sehr gezielt die Tiefe der Abtragung bestimmt werden kann. Idealerweise wird das Hautanhängsel innerhalb der Epidermis entfernt und die Basalmembran nicht verletzt. Nur dann entstehen keine Narben.

Die Haut muss während der Abtragung zu jeder Zeit feucht sein. Dies erfolgt durch ständiges Streichen über das abzutragende bzw. zu behandelnde Hautareal mit einem feuchten Tupfer. Dieser wird in NaCl getränkt und nach jedem Schritt mindestens einmal über die Wunde gestrichen. Hierbei werden Verschorfungen entfernt und das Gebiet gleichzeitig angefeuchtet. Je größer die Kugelelektrode oder die Schlinge, desto höher muss die Leistung gesetzt werden. Bei der Abtragung von diversen Hauterhebungen und Fibromen sollte tunlichst eine Überschreitung der Basalmembran verhindert werden, um eine auffallende Narbenbildung zu vermeiden. Solange es bei der Abtragung zu keiner Blutung kommt, ist die Basalmembran nicht überschritten, und es kommt in der Regel zu einer narbenlosen Abheilung.

Radiofrequenzsonden

Für die unterschiedlichen Indikationen gibt es eine Vielzahl an monopolaren und bipolaren Nadeln, die für die Abtragung von Hautanhängseln, Fibromen oder auch Altersflecken, Hautunebenheiten und Ähnlichem angewandt werden können (siehe Abb. 8.6).

8.2.3   Powereinstellungen

(Abb. 8.7) und (Abb. 8.8).

Abb. 8.6 Monopolare
und bipolare Nadeln und
unterschiedliche Schlingen
zur Abtragung von
Hautunebenheiten, Anhängseln
und Fibromen (Mit
freundlicher Genehmigung von
Meyer Haake)

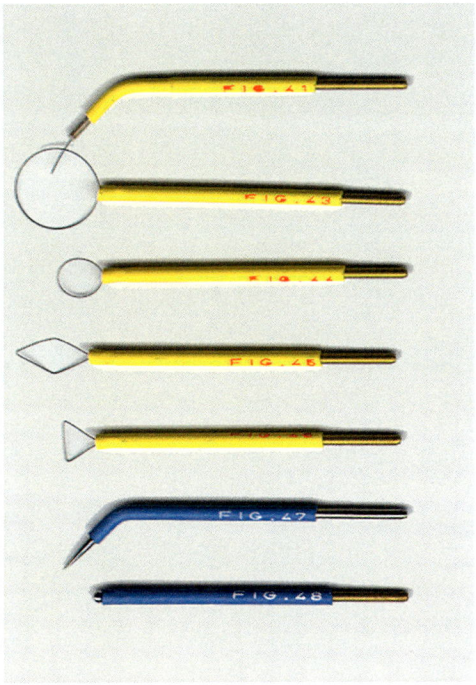

8.2.4 Kontraindikationen

Nicht angewandt werden sollte die Radiofrequenztherapie für eine Abtragung von Hauterhebungen oder Fibromen , wenn diese nicht sicher gutartig sind. Bei Hautanhängseln
und allen Fibromen allerdings, die gestielt sind und mittels Schlinge abgetragen wurden,
kann und soll auch eine histologische Aufbereitung erfolgen, wenn diese in toto entfernt
werden konnten (Abb. 8.9).

8.2.5 Nachbehandlung

Diese Eingriffe sollten nicht im Sommer durchgeführt werden, um Hyperpigmentierungen
vorzubeugen, denn direkte Sonneneinstrahlung postoperativ auf die Wunde führt in einem
Zeitraum von ein bis zwei Monaten zu Pigmentstörungen. Es sollen alle Wunden mit einer
Heilsalbe eingeschmiert werden, bis die Verschorfung einsetzt und die Wunde geschlossen
und trocken ist. Danach kann ein Silikongel, das auch einen Lichtschutzfaktor enthält,
appliziert werden. An allen sonnenexponierten Stellen muss die Wunde mit Sunblocker
geschützt werden. Die vollständige Abheilung kann mitunter zwei Monate dauern, da es
häufig passager noch zu leichten Hyperpigmentierungen kommen kann, die nach wenigen
Wochen bis Monaten verschwinden (Abb. 8.10, 8.11, 8.12, 8.13 und 8.14).

Hersteller - Generator	Watt/Stufeneinstellung	Sonde
Olympus – Celon Elite®	Stufe 25-35 fine Cut	ProCut Nadel™
Sutter – Curis®	30-44 Watt Cut1	Biner Nadel oder Schlinge
Sutter – BM780 II®	Stufe 3-6 Cut1	Biner Nadel oder Schlinge
Meyer-Haacke – RadioSURG®	23-28 CUT, CUT/COAG	Multi Tip

Abb. 8.7 Einstellung der Schlingen- oder Nadelelektroden, dabei gilt: Je größer die Schlinge, desto höher muss die Leistung gesetzt werden.

Hersteller - Generator	Watt/Stufeneinstellung	Sonde
Olympus – Celon Elite®	Stufe 25-35 fine Koag	Kugelelektrode
Sutter – Curis®	30-45 Watt Spray Koag	Kugelelektrode
Sutter – BM780 II®	Stufe 4-6 Spray	Kugelelektrode
Meyer-Haacke – RadioSURG®	30 COAG/PERM c3	Kugel

Abb. 8.8 Einstellung mit Kugelelektroden, dabei gilt: Je größer die Kugel, desto höher muss die Leistung gesetzt werden

Fazit für die Praxis
Die Entfernung von Hautanhängseln und Fibromen , die kosmetisch beeinträchtigend und lästig in Bezug auf immer wiederkehrende Verletzungen sind, kann in einfachen Schritten ohne großen Aufwand in der Ordination in Lokalanästhesie durchgeführt werden.

Wichtig hierbei ist die Neutralelektrode anzukleben und die Wunde während der Resektion feucht zu halten.

8.3 Altersflecken

Altersflecken (Lentigo senilis oder Lentigo solaris) stellen eine Form der Pigmentflecken dar. Diese kleinen, flachen und dunkel verfärbten Flecken (von hellbrauner bis schwarzer Farbe) finden sich üblicherweise an Hautpartien, die vermehrt der Sonne ausgesetzt

Abb. 8.9 Abtragen
zahlreicher Hautanhängsel,
Fibrome und Café-au-lait-
Flecken im Gesicht

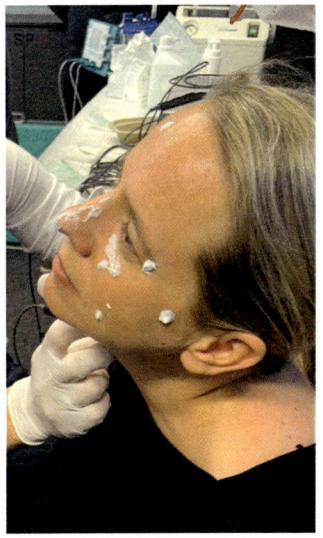

Abb. 8.10 Gesicht VOR
Behandlung

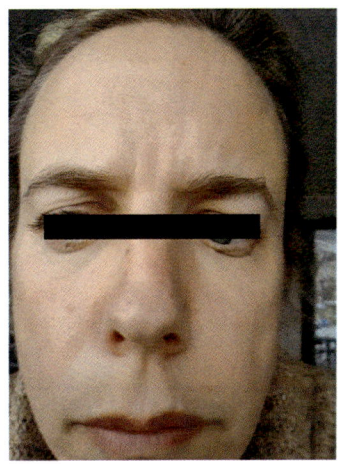

waren. Demnach treten Altersflecken im Gesicht oder an den Händen besonders häufig auf. Doch auch Schultern und Unterarme, Dekolleté und Unterarme sind oft betroffen. Mit der fortschreitenden Alterung der Haut sinkt zwar die Anzahl der Melanozyten, allerdings vergrößern sich die verbleibenden Melanozyten bei ungleichmäßiger Verteilung. Zudem verläuft die Aktivität der Melanosomen unkontrollierter. Durch diese physiologischen Veränderungen erklärt sich das verstärkte Auftreten der Altersflecken über vierzig. Weltweit gelten diese Pigmentflecken als kosmetisch störend, da diese doch viel über das Alter der Haut verraten [1].

Abb. 8.11 Unmittelbar nach
der Behandlung

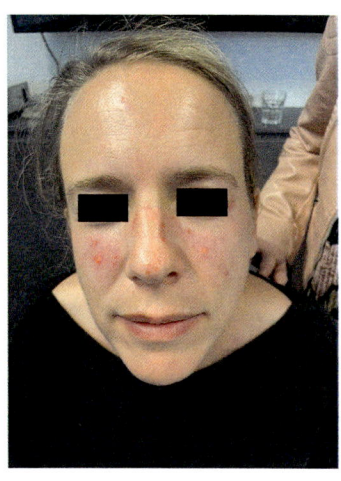

Abb. 8.12 Am 1.
Postoperativen Tag

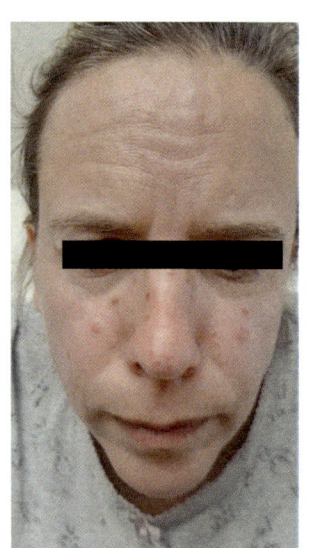

Praktische Durchführung

Anästhesie

Die Entfernung von Altersflecken erfolgt nahezu immer in Lokalanästhesie, wofür
eine anästhesierende Salbe, die 20–60 min an den betroffenen Hautstellen mittels
Okklusionsverband einwirken soll, verwendet wird. Natürlich können größere oder kleinere kosmetische Abtragungen im Rahmen einer anderen Operation, die in Allgemeinnarkose stattfindet, ebenso erfolgen.

Abb. 8.13 3 Tage nach der Abtragung

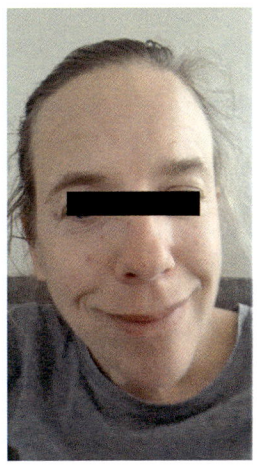

Abb. 8.14 Gesicht 14 Tage nach dem Eingriff

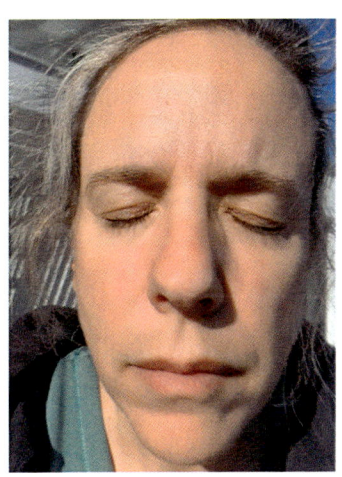

Radiofrequenzsonden

Wichtig bei der Abtragung ist die Wahl der richtigen Kugelsondengröße. Die Kugel sollte niemals größer als der Altersfleck selbst sein, sondern idealerweise exakt gleich groß. Bei der Abtragung muss immer eine Neutralelektrode geklebt werden, damit der Strom abgeleitet werden kann.

Mit den Kugelelektroden kann nun der Altersfleck Schicht für Schicht abgetragen werden. Dabei wird immer zuerst der RF-Strom durch den Fuß- oder Handschalter betätigt und danach die Haut berührt. Nach jeder Berührung mit der Kugel sollte mit einem feuchten (NaCl) Kugeltupfer die behandelte Hautschicht weggewischt werden. Damit kann sehr gezielt die Tiefe der Abtragung bestimmt werden. Idealerweise wird der Altersfleck innerhalb der Epidermis bis zur Basalmembran abgetragen. In der Basalmembran selbst befinden sich die verantwortlichen Melanozyten. Diese sollten reduziert, aber dabei die Basalmembran nicht komplett entfernt werden. Nur dann entstehen keine verfärbten Narben. Im Zweifel sollte lieber etwas zu wenig abgetragen und damit ein Rezidiv der Altersflecken riskiert werden, als zu viel abzutragen und dann eine hypo- oder hypertrophe Narbe zu generieren. Optische Hilfsmittel, wie eine Lupenbrille oder ein binokuläres Mikroskop können sehr hilfreich sein, die richtige Tiefe zu bestimmen.

Die Haut muss während der Abtragung zu jeder Zeit feucht sein. Dies erfolgt durch ständiges Wischen über den abzutragenden Altersfleck mit einem feuchten Tupfer. Dieser wird bevorzugt mit NaCl getränkt und nach jedem Schritt über die Wunde gestrichen. Hierbei werden die Verschorfungen entfernt und das Gebiet gleichzeitig wieder angefeuchtet. Je größer der Altersfleck, desto größer die Kugelelektrode und desto höher muss die Leistung erfolgen (Abb. 8.15).

Kontraindikationen und Limitationen

Die Abtragung von Altersflecken mit dem Radiofrequenzgerät sollte durch erfahrene Anwender und nach dermatologischer Konsultation erfolgen. Da bei der schichtweisen Abtragung mit der Kugel keine brauchbare Histologie gewonnen werden kann, dürfen nur sicher benigne Pigmentflecken abgetragen werden. Die häufig in sonnenexponierten Stellen auftretenden Basaliome oder malignen Melanome dürfen dabei nicht übersehen werden.

Alternativ können Altersflecken mit dem Laser abgetragen werden, da diese durch ihr Absorptionsspektrum gezielter Hautverfärbungen in tieferen Hautschichten behandeln können. Die Radiofrequenzwellen haben zwar einen steilen Temperaturgradienten, tragen aber immer die oberen Hautschichten zuerst ab und müssen daher schrittweise und Schicht für Schicht angewendet werden. Spezielle Laser mit ihrem Absorptionsmaximum im Bereich der Pigmentverfärbung sind hier also einfacher und sicherer in der Anwendung.

Hersteller - Generator	Watt/Stufeneinstellung	Sonde
Olympus – Celon Elite®	Stufe 20-30 forcd Koag	Kugelelektrode
Sutter – Curis®	30-45 Watt Spray Koag	Kugelelektrode
Sutter – BM780 II®	Stufe 4-6 Spray	Kugelelektrode
Meyer-Haacke – RadioSURG®	30 COAG/PERM c3	Kugel

Abb. 8.15 Einstellung für Abtragung mit Kugelelektroden, dabei gilt: Je größer die Kugel, desto höher muss die Leistung gesetzt werden

Nachbehandlung

Die elektive Entfernung von Altersflecken sollte nicht im Sommer durchgeführt werden, um Hyperpigmentierungen vorzubeugen. Denn die direkte Sonneneinstrahlung postoperativ auf die Wunde in einem Zeitraum von 6 Wochen kann zu erneuten Pigmentstörungen führen. Die behandelten Areale sollten mit einer fetthaltigen Heilsalbe (z. B. Dexpanthenol) eingeschmiert werden, bis die Verschorfung weg und die Wunde geschlossen und trocken ist. Danach kann ein Silikongel, das auch einen Lichtschutzfaktor enthält, aufgetragen werden. Prinzipiell sollten die Areale mit einem Sunblocker geschützt werden. Die vollständige Abheilung kann mitunter zwei bis drei Monate dauern, da es häufig passager noch zu leichten Hyperpigmentierungen kommen kann, die nach wenigen Wochen bis Monaten verschwinden.

> **Fazit für die Praxis**
> Die weltweit störenden Altersflecken können auch mit dem Radiofrequenzgerät und entsprechenden Kugelelektroden abgetragen werden. Dabei sollte die Kugelelektrode so groß sein wie der Altersfleck. Je größer die Elektrode, desto höher muss die Leistung am Gerät eingestellt werden. Die Abtragung erfolgt Schicht für Schicht unter optischer Kontrolle (Lupenbrille/Mikroskop) und nach Abwischen mit einem in NaCl getränkten Tupfer.
> Es gilt: Lieber zu wenig abgetragen und ein Rezidiv, als zu viel abgetragen und eine Narbe.

8.4 Kapilläre Teleangiektasien/Spider Naevi

8.4.1 Einleitung

Teleangiektasien sind makroskopisch sichtbare Erweiterungen oberflächlich gelegener kleinster Blutgefäße (z. B. Kapillaren) von Haut und Schleimhaut. Teleangiektasien treten häufig an Kopf, Gesicht und Händen auf und sind häufig bereits in der frühen Kindheit vorhanden. Sie sind in der Regel ohne Krankheitswert, können aber als ein extrem störendes Erythem der Gesichtshaut imponieren. Teleangiektasien an den Nasenflügeln oder der Wange stellen sich häufig als kleine rote Striche unterschiedlicher Dicke dar.

Eine besonders unästhetische Form der Teleangiektasie ist der Spidernävus. Dieser besteht aus einem hellrot erscheinenden Zentralgefäß, von dem aus immer dünner werdende spinnenbeinähnliche kapilläre Teleangiektasien abgehen, die in Richtung Peripherie verblassen. Da der Spidernävus auf eine Lebererkrankung hinweist, stigmatisieren solche Teleangiketasien häufig Alkoholiker. Durch Aufdrücken eines Glasspatels kann man den Spidernävus und die kapilläre Teleangiektasie bis auf das hellrot pulsierende zuführende Gefäß in der Mitte wegdrücken.

8.4.2   Praktische Durchführung

Anästhesie

Die Entfernung von Teleangiektasien erfolgt meist in Lokalanästhesie. Das Problem dabei ist, dass keine adrenalin- oder prilocainhaltigen Cremes oder Gele verwendet werden sollten, da diese eine Gefäßkonstriktion verursachen und damit die Teleangiektasie verschwindet. Daher sollte eine lidocain- oder tetracainhaltige anästhesierende Salbe, für 20–60 min an den betroffenen Hautstellen mittels Okklusionsverband einwirken. Natürlich können Teleangiektasien hervorragend und zeitsparend im Rahmen einer anderen Operation, die in Allgemeinnarkose stattfindet, radiofrequentiert werden.

8.4.3   Radiofrequenzsonden

Ziel bei der Behandlung der Teleangiektasie ist, dass das zuführende oder Zentralgefäß mit der RF-Nadel getroffen wird. Im Idealfall trifft die Nadelsonde das Gefäß und der Radiofrequenzstrom verödet das Gefäß und die Kapillaren mit einem einzigen Schuss. Bei der Verödung muss immer eine Neutralelektrode geklebt werden, damit der Strom abgeleitet werden kann.

Unter der Lupenbrille oder dem Mikroskop sollte nun das Zentralgefäß oder bei strichförmigen Teleangiektasien das dickere Ende identifiziert werden. Dann berührt die kurze abgewinkelte Nadelelektrode die angefeuchtete Haut über dem Gefäß mit minimalem Druck. Nun wird der Fuß- oder Handschalter kurz betätigt, sodass der RF-Strom an der Berührungsstelle die Haut durchstößt. Die Nadelelektrode wird jetzt bis zum Isolator durch die Haut und in das Gefäß eindringen. Nun sollte nochmals kurz der Schalter betätigt werden, um in der Tiefe das Gefäß und die kapillären Ausläufer zu veröden. Nun wird die Sonde aus der Haut gezogen und es erfolgt die Kontrolle, ob noch Blutfluss auf dem Gefäß vorliegt. Sollte das der Fall sein, kann die Prozedur wiederholt werden bis die Teleangiektasie komplett verblasst ist.

8.4.3.1   Powereinstellungen
(Abb. 8.16, 8.17, 8.18, 8.19, 8.20 und 8.21).

Video „Besenreiser – besser"

Kontraindikationen und Limitationen

Vorsicht ist geboten bei Patienten, die orale Antikoagulanzien einnehmen. Da es manchmal zu Blutungen aus dem verletzten Zentralgefäß kommen kann, die aber in der Regel gut auf Kompression gestillt werden können. Teleangiektasien und besonders Spider Naevi können Zeichen der chronischen Lebererkrankung sein. Auch Karzinoide und Kollagenosen (systemische Sklerodermie oder Lupus erythematodes) gehen mit kapillären Teleangiektasien einher. Die Differenzialdiagnose zur Rosazea und dem Basalzellkarzinom kann schwer fallen und sollte unbedingt durch einen Dermatologen vorher bestätigt werden.

Hersteller - Generator	Watt/Stufeneinstellung	Sonde
Olympus – Celon Elite®	Stufe 15 Pure Cut	ProCut Nadel™
Sutter – Curis®	15 Watt Cut2	ArrowTip™ kurz
Sutter – BM780 II®	Stufe 3-4 Cut 2	ArrowTip™ kurz
Meyer-Haacke – RadioSURG®	20-22 COAG/IMP c2	Beschichtete Nadel

Abb. 8.16 Einstellung zur Verödung von kapillären Teleangiektasien im Gesicht

Abb. 8.17 Extrem feine Nadelsonden für gezielte Hautschnitte und Teleangiektasien. Mit freundlicher Genehmigung der Fa. Meyer-Haacke

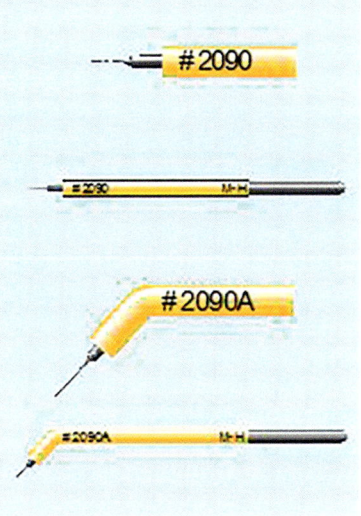

Abb. 8.18 Spider Naevi im Gesicht, die zu deutlicher Rotfärbung der Wange führen und als extrem störend empfunden wurden

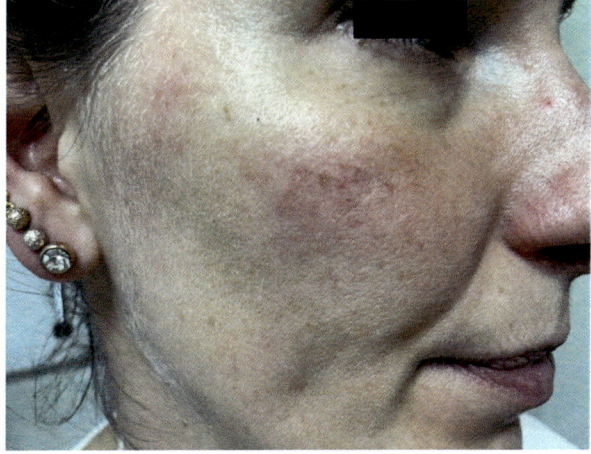

Abb. 8.19 Besserung bereits
nach einer Behandlung mit der
feinen Nadelsonde

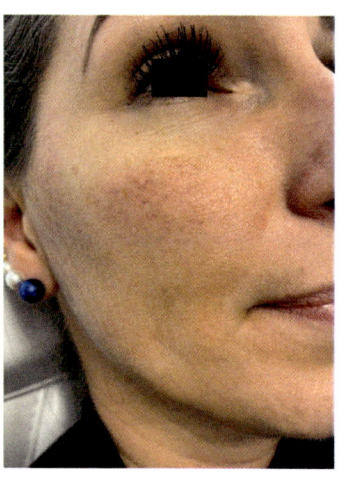

Abb. 8.20 Deutliche
Besserung der Spider Naevi
nach der ersten Anwendung,
Aufnahme 7 Monate nach
Eingriff

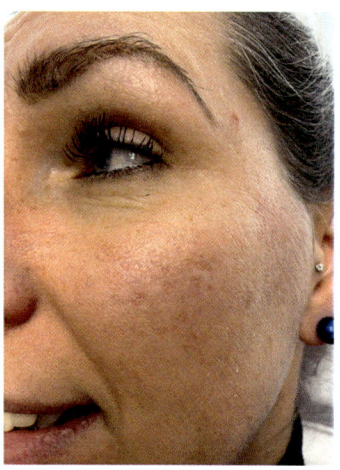

Laser können durch ihr spezielles Absorptionsspektrum gezielter die Gefäße in tieferen Hautschichten behandeln. Spezielle Laser (z. B. KTP) mit ihrem Absorptionsmaximum im Bereich des roten Blutfarbstoffes sind hier einfacher und sicherer in der Anwendung.

Nachbehandlung
Die elektive Entfernung von Teleangiektasien sollte nicht im Sommer durchgeführt werden, um Vernarbungen vorzubeugen. Denn die direkte Sonneneinstrahlung postoperativ auf die Wunde in einem Zeitraum von 6 Wochen kann zu störenden Verfärbungen führen. Die behandelten Areale sollten mit einer fetthaltigen Heilsalbe (z. B. Dexpanthenol)

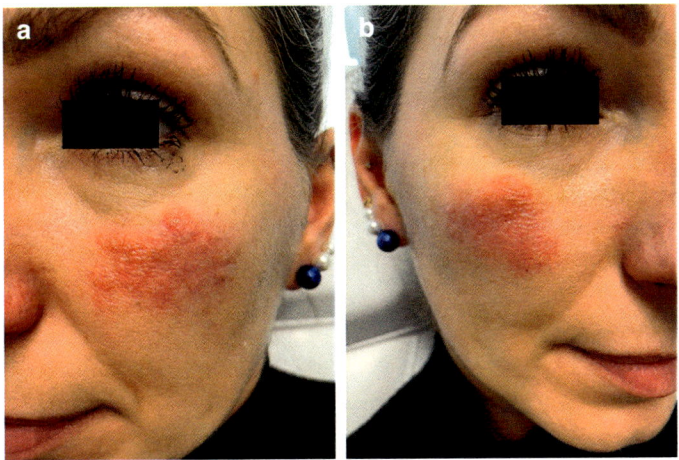

Abb. 8.21 a,b Hautreaktion unmittelbar nach der 2. Behandlung mit deutlicher Rötung

eingeschmiert werden, bis die punktförmige Verschorfung weg und die Wunde geschlossen und trocken ist. Danach sollte ein Silikongel, das auch einen Lichtschutzfaktor
enthält, aufgetragen werden. Prinzipiell sollten die Areale mit einem Sunblocker geschützt werden um Rezidiven vorzubeugen. Die vollständige Abheilung kann mitunter
4–6 Wochen dauern.

Fazit für die Praxis
Bei gehäuften Teleangiektasien muss immer an zugrunde liegende Erkrankungen
gedacht werden. Keine Salben mit gefäßkonstringierender Wirkung verwenden, da
die Teleangiektasie zur Behandlung gut durchblutet und gut gefüllt sein muss. Die
Nadelelektrode erst auf die Haut aufsetzen und dann erst den RF-Schalter kurz be-
tätigen. Nach Eindringen durch die Haut einen zweiten kurzen Schuss setzen.

8.5   Re-Facing™ bzw. Gesichtsbehandlung mit Kollagenneubildung und Gesichtsglättung

8.5.1   Einleitung

Hierbei handelt es sich um ein kosmetisches Verfahren zur Glättung von Falten im
Kopf-Hals-Bereich, die aber auch in anderen Regionen des Körpers wie Dekolleté,
Hals, Bauch und Oberschenkel anwendbar sind. Es bewirkt durch die spezielle An-
wendung mit eigens konzipierten Radiofrequenztherapie-Sonden eine Anregung der

Kollagenneubildung und somit einer Straffung der Haut. Angewandt wird dies hauptsächlich im Gesicht und Dekolleté, aber auch andere Regionen des Körpers wie Bauch,
Oberarme, Oberschenkel kommen in Frage.

8.5.2 Indikationen und präoperative Untersuchungen

Viele Menschen streben danach, jünger und frischer auszusehen. Einige lassen sich hierfür Falten mittels allgemein bekannter Injektionen glätten oder Gewebsdefizite mit Hyaluronsäure augmentieren. Sollte jemand Injektionen oder einfach Fremdmaterial meiden
wollen, stellt die Re-Kollagenisierung des Unterhautgewebes eine gute Alternative dar.

Gute Stellen für die Faltenbehandlung im Gesicht sind besonders periorale Falten, Marionettenfalten, Krähenfüsse lateral der Augen oder auch Falten im Dekolleté.
Schlechter geeignet ist zum Beispiel die Stirn, da sich hier wenig subkutanes Gewebe
und Kollagen befinden.

Wenn eine Radiofrequenzbehandlung zur Faltenreduktion durchgeführt wird, dürfen
in den letzten sechs Monaten keine Hyaluronsäure-Filler eingespritzt worden sein, da
diese sonst durch die Anwendung abgebaut werden würden.

8.5.3 Praktische Durchführung

Anästhesie
Die Behandlung erfolgt ohne jegliche Anästhesie. Es kommt während der Radiofrequenztherapie zu einer leichten Erwärmung der Haut, aber zu keinen Schmerzen, solange das gesamte zu behandelnde Gebiet ausreichend feucht gehalten wird. Dies erfolgt
mit speziell für diese Behandlung generierten Salben und Gels, die vor dem Eingriff ausreichend mit einem Pinsel aufgetragen werden.

Zuerst werden das gesamte Gesicht und alle mitbehandelten Regionen gut gereinigt.
Danach erfolgt das Auftragen von Feuchtigkeitsgel und Hyaluronsäure, um die Haut vor-
zubereiten und diese anzufeuchten.

Zur Behandlung der Falten wird mit einer Kugelsonde unter ständigem Hautkontakt
über die zu behandelnden Areale in kreisenden Bewegungen gestrichen, wobei alle Regionen mehrmals behandelt werden können, um das Ergebnis bestens ausfallen zu lassen.

Permanent muss darauf geachtet werden, dass die Haut niemals austrocknet, um
Verbrennungen und Verschorfungen zu vermeiden. Sollten Schmerzen während der
Behandlung auftreten, ist sofort mit den Cremes nachzustreichen. Während der Radiofrequenzbehandlung kommt es zu einer Rötung der Haut, die nach einigen Stunden verschwindet.

Ein unmittelbarer Effekt tritt sofort nach der Behandlung auf, lässt dann aber nach.
Die wirkliche Kollagenbildung setzt erst nach 8–10 Tagen ein. Die Anwendung kann

wiederholt werden, wobei bei jungen Menschen oft eine Behandlung ausreicht. Bei älteren Personen oder sehr tiefen Falten kann es notwendig sein, dass auch 3–5 Sitzungen mit einem Abstand von 2–4 Wochen notwendig sind. Bei besonders tiefen Falten kann die Behandlung auch verlängert werden, um diese dann mit geringeren Wattzahlen auch noch gesondert zu glätten (Abb. 8.26). Zwischen den Behandlungen empfiehlt es sich, hyaluronhältige Salben, die mitgeliefert werden können, anzuwenden, um das Ergebnis positiv zu beeinflussen, da auch durch das Refacing die Hyaluronsäure in tiefere Schichten eindringen kann.

Das Ergebnis nach den Radiofrequenzbehandlungen hält etwa 12–15 Monate an.

8.5.4 Radiofrequenzsonden

8.5.4.1 Powereinstellungen
(Abb. 8.22)

Es wird die (weiße) Elektrode mit dem Kugel- oder Kegelaufsatz verwendet und mit 3 W gestartet (Abb. 8.23). Je nach Toleranz kann die Intensität/Stufe erhöht werden, was in der Regel sehr individuell ausfällt. Man soll eine Erwärmung der Haut spüren und auch sehen, wobei es aber nicht zu unangenehmen Empfindungen oder Schmerzen kommen soll (Abb. 8.24 und 8.25)

8.5.5 Kontraindikationen

Bei vorbehandelten Falten mittels Hyaluronsäure -Unterspritzung sollte die Therapie erst nach 6–12 Monaten (in Abhängigkeit der Quervernetzung und der Stelle des eingespritzten Hyalurons) erfolgen, da sonst noch vorhandene Hyaluronsäure abgebaut werden würde. Auch müssen die Erwartungen besprochen werden, da die andauernde Kollagenbildung erst nach 8–10 Tagen einsetzt und sich dieser Eingriff daher nicht eignet, wenn man sehr rasche Ergebnisse erzielen möchte (Abb. 8.26).

Hersteller - Generator	Watt/Stufeneinstellung	Sonde
Meyer-Haacke – RadioSURG®	3–19 CUT	RF-ReFacing®-Elektroden

Abb. 8.22 Einstellung für die Hautglättung, wobei die Intensität stark von jeweiligem Patienten oder jeweiliger Patientin abhängt. Empfehlen würden wir aber, mit ganz geringer Intensität zu beginnen und mit der Leistung hochzugehen, bis der Patient oder die Patientin eine angenehme Wäre empfindet und eine Rötung auftritt

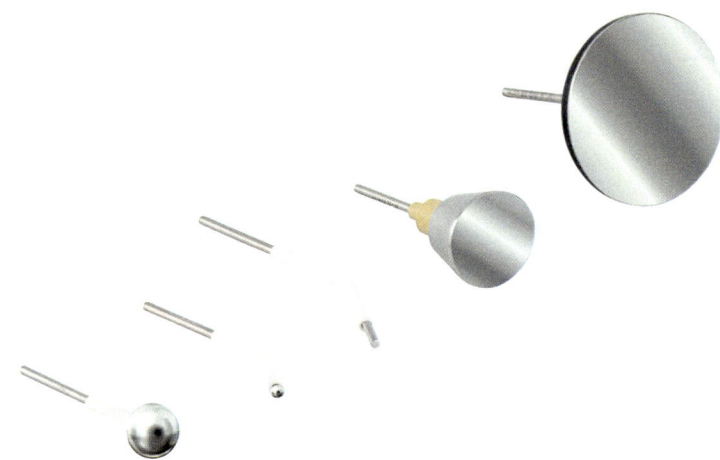

Abb. 8.23 Kleine Elektroden für das Gesicht, die größeren Kegel werden für Dekolleté und eventuell Bauch verwendet (Mit freundlicher Genehmigung von Meyer Haake)

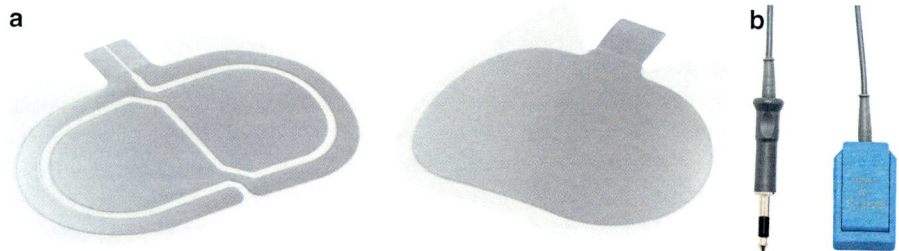

Abb. 8.24 **a,b** Neutralelektrode nah am Zielgebiet kleben und achten, dass sie sich nicht ablöst (Mit freundlicher Genehmigung von Meyer Haake)

8.6   Nachbehandlung

Nach der Therapie und auch zwischen den Behandlungen, sollten mehrere notwendig sein, können für ein bestmögliches Ergebnis hyaluronhältige Salben aufgetragen werden. Direkte Sonneneinstrahlung sollte für ein bis zwei Monate möglichst vermieden werden, um keine Hyperpigmentierungen zu generieren.

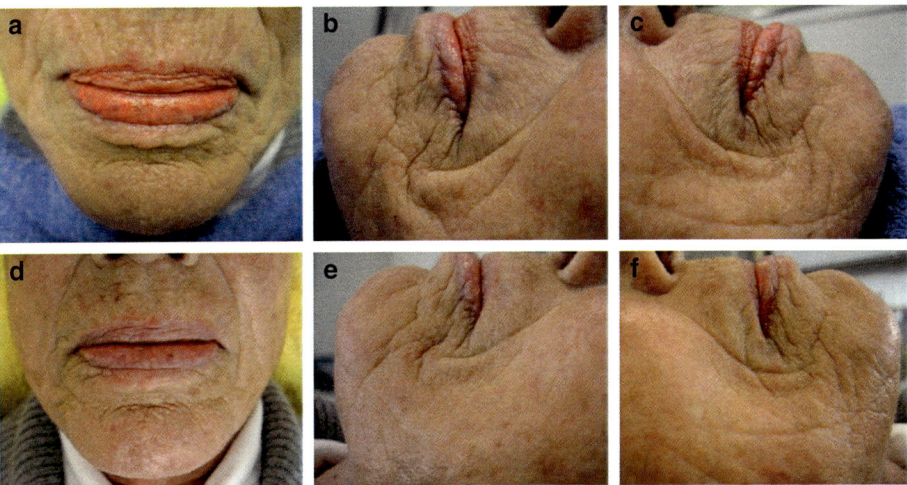

Abb. 8.25   a–c 74-jährige Patientin nach einer Kortisonbehandlung zur Behandlung perioraler Falten mit Refacing. **d–f** Hier wurden 10 Anwendungen mit niedrigen Wattzahlen durchgeführt und zum Ende noch die tieferen Falten im einzelnen geglättet (Mit freundlicher Genehmigung von Meyer Haake)

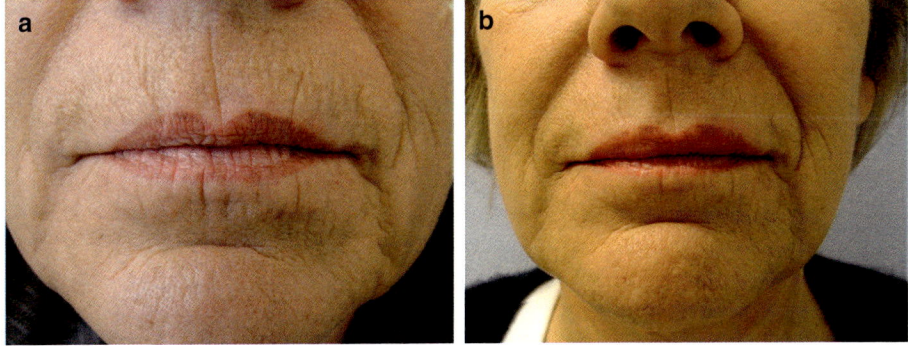

Abb. 8.26   a vor Behandlung von tiefen perioralen Falten, **b** nach 10 maliger Anwendung (Mit freundlicher Genehmigung von Meyer Haake)

> **Fazit für die Praxis**
> Das Refacing eignet sich gut zur Faltenreduktion durch Anregung der Kollagen-neubildung und stellt eine fremdkörperfreie Alternative zu anderen Verfahren wie Fillerinjektionen dar. Es handelt sich um ein komplikationsarmes Vorgehen, das auch von nichtärztlichem Personal durchgeführt werden darf[1].

---

[1] Dermatologie/Radiofrequenzbehandlung. Faltenfrei auf schonende Weise

Literatur

1. Garg S, Kumar S, Singh YB (2015) Intralesional radiofrequency in venous malformations. Br J Oral Maxillofac Surg 53(3):213–216
2. N:\Gebrauchsanweisungen\Zubehör\Gebrauchsanweisung-Thermostraffung-deu-10–17.docx von Meyer Haake Medical Innovations
3. Wollina U (2011) RF-ReFacing in der ästhetischen Gesichtsbehandlung. Cosmetic Medicine, 32. Jahrgang, ISSN 1430-4031
4. Jabs HU. Face. Interdisziplinäres Magazin für Ästhetik. Radiowellen in der medizinischen Kosmetik
5. Reus J (2016) Radiochirurgische Eingriffe in der ästhetischen Gesichtschirurgie. Face. Interdisziplinäres Magazin für Ästhetik. Radiowellen in der medizinischen Kosmetik

Spezielle Anwendungen in der Chirurgie und Nuklearmedizin

9

9.1 Einleitung

Schilddrüsenerkrankungen sind häufig, jeder dritte Erwachsene zwischen 18 und 65 Jahren hat krankhafte Veränderungen an der Schilddrüse, von denen er bisher nichts wusste. Die meisten davon benötigen keine chirurgische Behandlung.[1].

Die Indikationen zu lokalablativen Verfahren (LAV) ergeben sich grundsätzlich nicht methodenspezifisch. Nach Ausschluss eines Schilddrüsenmalignoms gelten die gleichen Indikationen, die auch einer Schilddrüsenoperation zugrunde liegen. Die Indikationen sind in der S2k-Leitlinie *Operative Therapie benigner Schilddrüsenerkrankungen* hinterlegt.[2]

Aus chirurgischer Sicht stellen Indikationen für die Radiofrequenzablation kosmetisch störende Schilddrüsenknoten oder Knoten mit lokaler Symptomatik sowie auch autonome Adenome dar. Im Konsensuspapier für Österreich sind neben Knoten mit belastender Symptomatik und autonomen Adenomen auch benigne Knoten mit kontinuierlichem Wachstum, die größer als 2 cm sind bei begleitender Symptomatik und differenzierte Schilddrüsenkarzinome bei lokalem Rezidiv und hohem Operationsrisiko bei gleichzeitiger Jodrefraktärität im Sinne eines palliativen Therapieansatzes für die Radiofrequenzablation indiziert.[3]

---

[1] Papillon 1 Studie

[2] https://www.awmf.org/uploads/tx_szleitlinien/088-007l_S2k_operative_Therapie_benigner_Schilddruesenerkrankungen_2022-06_1_01.pdf. AWMF-Registernummer 088/007, Aktualisierte Version vom 05.12.2021

[3] Dobnig H, Zechmann W, Hermann M, Lehner M, Heute D, Mirzaei S, Gessl A, Stepan V, Höfle G, Riss P, Simon A. Radiofrequency ablation of thyroid nodules: "Good Clinical Practice Recom-

---

„Unter Mitarbeit von Dr. med. Dipl.-Phys. Johannes-Paul Richter und Prof. Dr. med. Stefan Schopf."

C. Lill und K. Stelter, *Radiofrequenztherapie in der Kopf-Hals-Chirurgie*, https://doi.org/10.1007/978-3-662-67826-8_9

Vor jeder lokalablativen Therapie ist die fachärztliche Aufklärung erforderlich. Es muss dabei zusätzlich eine Aufklärung über bereits etablierte Therapieoptionen erfolgen.

9.2   Indikationen und präoperative Untersuchungen

9.2.1   Geeignete Indikationen

Die Anzahl, Morphologie und Lage der Schilddrüsenknoten und -zysten sind – ebenso wie in der klassischen Schilddrüsenchirurgie – bei der Durchführung einer Radiofrequenzablation die entscheidenden Kriterien zur Bestimmung der Operabilitätseignung.

Prinzipiell ist bei der Radiofrequenzablation auch ein bilateraler Eingriff möglich, hierbei empfiehlt sich jedoch eine Lage beider kontralateraler Knoten auf „gleicher Höhe" innerhalb der Schilddrüse, da sonst ein weiterer Zugang benötigt würde.

Reine Schilddrüsenzysten (inklusive Kolloidzysten), solide Knoten und gemischt zystisch-solide Knoten können mittels Radiofrequenzablation behandelt werden. Auch Rezidivknoten nach klassischer Schilddrüsenoperation und autonome Adenome („heiße" Knoten) eignen sich hervorragend für diese Methode.

Je nach Anwendererfahrung sollte jedoch die Größe des Knotens ein Volumen von 100 ml nicht überschreiten, da die durch die Größe erheblich verlängerte Behandlungsdauer von den meisten Patienten nicht sehr gut toleriert wird. Knoten in diesen Dimensionen sollten dann eher der höherenergetischen Mikrowellenablation (MWA) zugeführt werden. Zumal bei sehr großen Knoten die RFA/MWA nur im Sinne eines Heilversuches infrage kommt, sollte bei dem Patienten bzw. der Patientin eine ablehnende Haltung einer klassischen Schilddrüsenoperation bestehen.

Auch wenn ein Patient eine Befundsanierung mittels Radiojodtherapie ablehnt, eine erhöhtes OP- oder Narkoserisiko besteht und Komorbiditäten eine klassische Operabilität ausschließen, stellt die Radiofrequenzablation eine sinnvolle Behandlungsalternative dar.

9.2.2   Grenzindikationen

Mehrfache Knotenbildungen (auch multiple autonome Adenome) können einer Radiofrequenzablation zugeführt werden, jedoch sollte genauestens geprüft werden, ob der Patient nicht eher durch eine Radiojodtherapie oder klassische Schilddrüsenoperation von einer höheren Tolerabilität und einem besseren Outcome profitieren könnte.

---

mendations" for Austria : An interdisciplinary statement from the following professional associations: Austrian Thyroid Associativon (ÖSDG), Austrian Society for Nuclear Medicine and Molecular Imaging (OGNMB), Austrian Society for Endocrinology and Metabolism (ÖGES), Surgical Endocrinology Working Group (ACE) of the Austrian Surgical Society (OEGCH). Wien Med Wochenschr. 2020 Feb;170(1-2):6-14. https://doi.org/10.1007/s10354-019-0682-2. Epub 2019 Feb 6.

Es ist der Erfahrung des Anwenders überlassen, inwieweit weit caudal bzw. retrosternal liegende Knoten durch die Radiofrequenzablations-Sonde gut erreicht und damit suffizient behandelt werden können. Ebenso können größere, durch die Schilddrüse ziehende oder ventral der Schilddrüse gelegene Gefäße ein Ausschlusskriterium für eine Radiofrequenzablation sein.

Wenn ein Knoten nach Feinnadelpunktion im Ergebnis der Kategorie III der Bethesda-Klassifikation zugeordnet wird (Atypie unbekannter Bedeutung/follikuläre Läsion unklarer Bedeutung), dann reichen die Behandlungsempfehlungen von Abwarten und Beobachten des Knotens über die Behandlung mit einem lokalablativen, thermischen Verfahren bis hin zur klassischen Operation.

9.2.3 Prätherapeutische Untersuchungen in der Chirurgie

Gemäß der aktuellen S2K-Leitlinie sollte vor einer Intervention ein qualifizierter Ultraschall durchgeführt werden. Bei szintigraphisch kalten oder indifferenten Knoten ist überdies eine Feinnadelpunktion mit guter diagnostischer Aussagekraft indiziert, um eine Malignität auszuschließen. Bei autonomen Adenomen darf gemäß der aktuellen Leitlinie keine Feinnadelpunktion erfolgen, da sonst möglicherweise eine falsche Diagnose einer follikulären Neoplasie gestellt wird.

Wenngleich hier Diskussionspotenzial besteht. So werden bei Tufano et al. für kalte Knoten zwei benigne Feinnadelpunktionen (FNAZ) und für heiße Knoten eine benigne FNAZ und eine gutartige Einstufung im Ultraschall gefordert.[4]

Einschränkend kommt hinzu, dass die FNAZ auch ihre Schwächen hat. Eine nach der Bethesda-Klassifikation als benigne eingestufte FNAZ (Bethesda II) hat je nach Autor dennoch ein relevantes Malignitätsrisiko. So wird über ein Risiko auf Malignität bei „benignem Punktionsergebnis" Bethesda II von bis 5,6 %[5] bzw. bis 12,7 % berichtet[6].

Es ist daher stets über ein potenzielles Restrisiko hinsichtlich Malignität aufzuklären, da bei der Radiofrequenzablation (RFA) der Schilddrüsenknoten abladiert und nicht exzidiert wird. Somit kann keine endgültige histologische Untersuchung stattfinden.

---

[4] Tufano RP, Pace-Asciak P, Russell JO, Suárez C, Randolph GW, López F, Shaha AR, Mäkitie A, Rodrigo JP, Kowalski LP, Zafereo M, Angelos P, Ferlito A. Update of Radiofrequency Ablation for Treating Benign and Malignant Thyroid Nodules. The Future Is Now. Front Endocrinol (Lausanne). 2021 Jun 24;12:698689. https://doi.org/10.3389/fendo.2021.698689. PMID: 34248853; PMCID: PMC8264548.

[5] El Hag IA, Johnston J, Alessa E, Al Shammari M. Revised Bethesda System for Reporting Thyroid Cytology: Lessons learned from an appraisal of 5 years of experience in a central hospital. Cytopathology. 2021 Jul;32(4):482-492. https://doi.org/10.1111/cyt.12970. Epub 2021 Mar 27. PMID: 33772905.

[6] Inabnet WB 3rd, Palazzo F, Sosa JA, Kriger J, Aspinall S, Barczynski M, Doherty G, Iacobone M, Nordenstrom E, Scott-Coombes D, Wallin G, Williams L, Bray R, Bergenfelz A. Correlating the Bethesda System for Reporting Thyroid Cytopathology with Histology and Extent of Surgery: A Review of 21,746 Patients from Four Endocrine Surgery Registries Across Two Continents. World J Surg. 2020 Feb;44(2):426-435. https://doi.org/10.1007/s00268-019-05258-7. PMID: 31690953.

9.2.4   Prätherapeutische Untersuchungen in der Nuklearmedizin

Zur optimalen Einschätzung der Operabilität und zur Planung der Radiofrequenzablation sollten wesentliche Untersuchungen durchgeführt werden.

Standardmäßig muss mittels Ultraschall die gesamte Schilddrüse und der Knoten untersucht werden, nach Möglichkeit mit Dignitätseinschätzung mittels TIRADS-Klassifikation (z. B. ACR-, EU-TIRADS), Gefäßversorgung (Duplex- oder Powerdoppler) und Konsistenz/Gewebesteifigkeit (Scherwellen- oder Strain-Elastografie [Abb. 9.1]).

Zur Beurteilung der Funktionalität des Knotens (heiß/kalt) ist eine Pertechnetat-Szintigrafie der Schilddrüse obligat (Abb. 9.2).

Im Ultraschall suspekte und/oder in der Szintigrafie hypofunktionelle (kalte) Knoten sollten vorab zytologisch mittels Feinnadelpunktion abgeklärt werden.

Mit einem negativ-prädiktiven Wert von ca. 98 % kann unterstützend zur Dignitätsbeurteilung eines Knotens eine Proliferationsszintigrafie der Schilddrüse mit Technetium-MIBI eingesetzt werden.

Die benannte Bildgebung wird schließlich durch die Labordiagnostik ergänzt, bestehend nach Ermessen des Untersuchers aus TSH, fT3, fT4 (Funktionalität), MAK, TAK, TRAK (SD-Antikörper zum Ausschluss von Hashimoto Thyreoititis/Morbus Basedow), Thyreoglobulin, Calcitonin, CEA (als Tumormarker) und PTH (zum Ausschluss eines Nebenschilddrüsenadenoms).

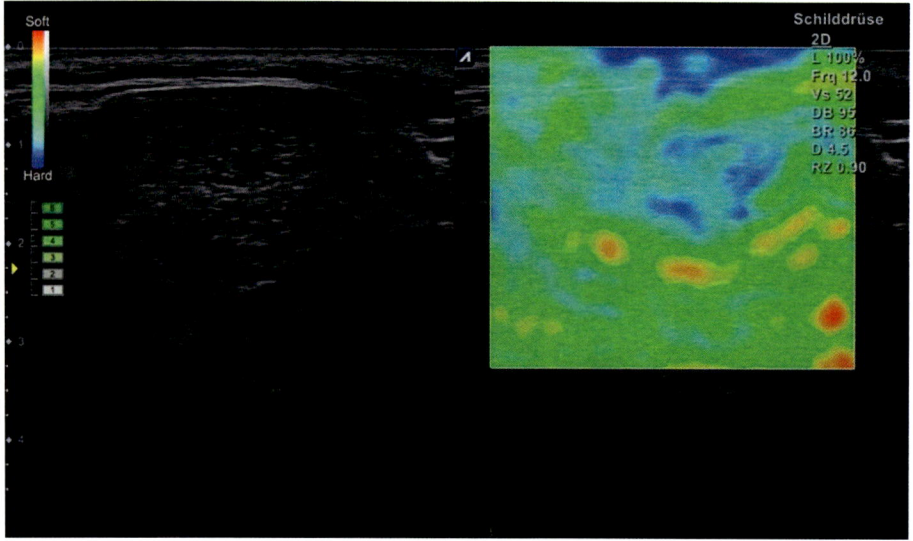

Abb. 9.1   Strain-Elastografie eines Schilddrüsenknotens

Abb. 9.2 Pertechnetat-
Szintigrafie eines heißen
Knotens links

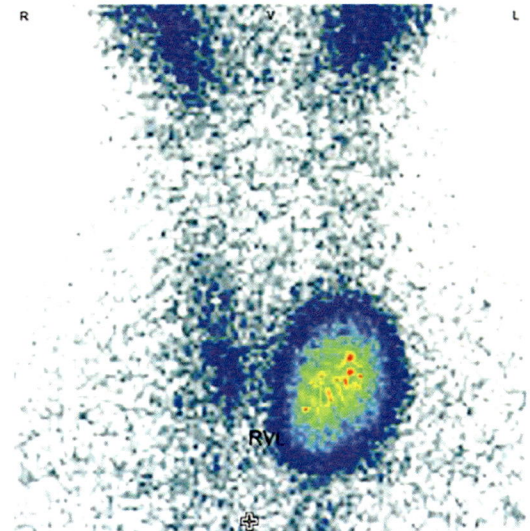

9.2.5 Planung der Radiofrequenzablation

Jeder Knoten und jede Zyste werden in Abhängigkeit ihrer Lage und Beschaffenheit individuell geplant. Wichtig ist hierbei die Wahl der richtigen Sonde und der Energieeinstellung am Radiofrequenzgenerator.

9.3 Radiofrequenzgenerator

Verwendet wird ein Hochfrequenzgenerator (z. B. CELON Lab POWER Generator der Firma OLYMPUS [Abb. 9.3]). Dieser Generator erzeugt bei normaler Netzspannung ein Hochfrequenzfeld von ca. 470 kHz. Leistungsstufen können von 1–250 W eingestellt werden, wobei Leistungen von 10–40 W bei der Behandlung von Schilddrüsenknoten zur Anwendung kommen. Höhere Leistungen werden z. B. bei der Ablation von Lebermetastasen verwendet.

Bedient wird der Generator über ein Fußpedal. Die elektrische Leistung wird auf Radiofrequenzsonden übertragen, mit denen schließlich die Energie in Form von Hitze auf die zu behandelnde Struktur appliziert wird.

9.3.1 Radiofrequenzsonden

Zur Auswahl stehen verschiedene bipolare Applikationssonden. Diese werden unterteilt in ungekühlte (z. B. CELON ProSurge micro der Fa. OLYMPUS) und gekühlte Sonden (z. B. CELON ProSurge der Fa. OLYMPUS).

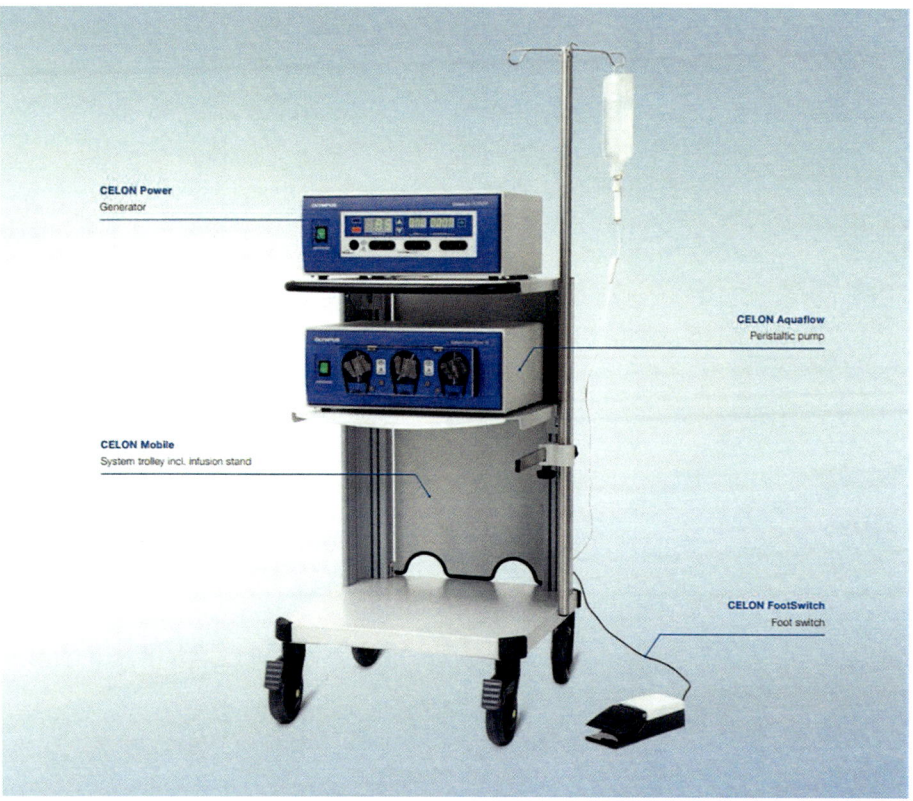

Abb. 9.3 Radiofrequenzgenerator der Firma OLYMPUS. (Mit freundlicher Genehmigung der Fa. Olympus, Deutschland)

Für die gekühlten Sonden steht eine hydraulische Pumpe (CELON Aquaflow III der Fa. OLYMPUS [Abb. 9.3]) zur Verfügung, welche isotonische Kochsalz-Lösung durch die Kapillare der Sonde befördert.

Die Applikationssonden bestehen aus einem Griffstück, durch das ein dünnes Stromkabel und bei der gekühlten Variante zusätzlich dünne Wasserschläuche laufen, und der eigentlichen metallischen Sonde, die aus einem Schaft mit Zentimeter-Markierungen besteht und der sogenannten aktiven Spitze (*active tip*). Die Länge der *active tip* bestimmt das thermisch behandelte Volumen. Um diese Spitze entsteht das verödete Knotenvolumen in Form eines Rotationsellipsoids, ähnlich einer Weintraube auf einem Zahnstocher. Die Länge der Schilddrüsensonden beträgt immer 10 cm (ohne Griffstück), als Längen der *active tips* stehen 9 mm, 15 mm, 20 mm, 30 mm und 40 mm zur Verfügung (Abb. 9.4).

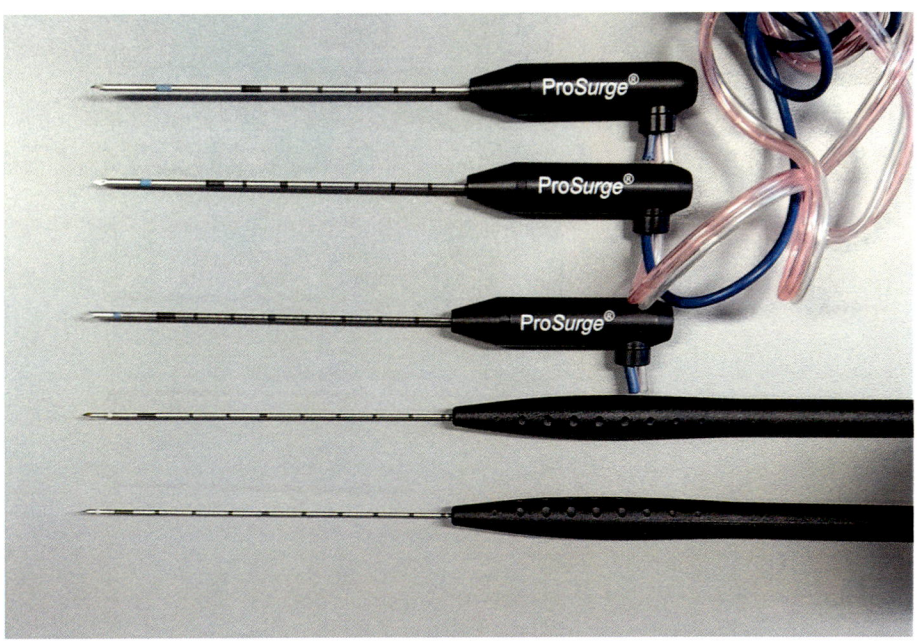

Abb. 9.4 Radiofrequenzsonden: oben gekühlt 20 mm, 30 mm, 40 mm; unten ungekühlt 9 mm, 15 mm

9.3.2   Wahl der Sonde anhand von Knotencharakteristika

Die richtige Auswahl der Applikationssonde wird durch das Volumen, die Beschaffenheit und die Lage eines Knotens bzw. einer Zyste bestimmt. Sehr anschaulich sind die Volumenvergleiche aus der Röntgenologie zur Ablationsplanung während des Patientengespräches, die verschiedene Knotenvolumina abbilden können:

Erbse/Kirschkern	ca. 0,1 ml
Glasmurmel	ca. 2–3 ml
Kirsche:	ca. 4 ml
Walnuss	ca. 13 ml
Tischtennisball	ca. 33 ml
Golfball	ca. 41 ml
Hühnerei	ca. 70–75 ml
Tennisball	ca. 134 ml

Als einfache Daumenregel kann aus der Active-tip-Länge das behandelbare Knotenvolumen abgeleitet werden aus der Relation:

(Active-tip-Länge)^3 = behandelbares Knotenvolumen => empfohlene Knotenvolumina.

9 mm	ca. 0,7 ml	0,5–3 ml
15 mm	ca. 3,4 ml	3–5 ml
20 mm	ca. 8 ml	5–25 ml
30 mm	ca. 27 ml	25–50 ml
40 mm	ca. 64 ml	50–100 ml

Die empfohlenen Knotenvolumina sollen die Auswahl der Radiofrequenzsonde erleichtern und sind keinesfalls bindend und gelten nicht für einfache Zysten, da diese zumeist unmittelbar vor der Ablation abpunktiert werden. Es ist der Erfahrung des Anwenders überlassen, eine angemessene aktive Spitze auszuwählen, da eine *zu kleine active tip* bei großem Knotenvolumen die Behandlungsdauer erheblich verlängern kann und eventuell nicht die gewünschte Volumenreduktion erzielt. *Eine zu große active tip* bei zu kleinem Knotenvolumen kann wiederum zur thermischen Schädigung benachbarter Organstrukturen führen. Auch eine ungünstige Lage (z. B. retrosternal, sehr weit dorsal am „danger triangle", nahe an der Trachea) begünstigt eher die Auswahl einer kleinen Spitze (9 mm oder 15 mm).

Mittlerweile wurde in einigen Zentren eine innovative Technologie eingeführt, die die Ablationsplanung objektiviert und erheblich erleichtert, der sogenannte tomografische Ultraschall (tUS von piurimaging.com). Dieses Tool kann mittels Hardware- und Softwarekomponente an jedes beliebige Ultraschallgerät mit digitalem Ausgang gekoppelt werden und erzeugt über die integrierte KI multiplanare Rekonstruktionen in allen Ebenen (transversal, coronal, sagittal) und ein rotationsfähiges 3D-Bild der Schilddrüse samt Knoten. Nicht nur, dass Inter- und Intraobservervariabilität entfallen, den Patienten kann nun anschaulich der Ablauf der Thermoablation anhand ihrer eigenen Schilddrüse präsentiert und erklärt werden. Durch die automatische Kalkulation des längsten Durchmessers und dessen Lage innerhalb des Knotenvolumens wird dem Anwender die Auswahl der Active-tip-Länge erleichtert (Abb. 9.5, *Rechts*).

9.4   Durchführung der Radiofrequenzablation

9.4.1   Aufklärung

Die Patientenaufklärung sollte mindestens 24 h vor dem geplanten Eingriff stattfinden. Den geeigneten Aufklärungsbogen findet man unter Thieme Compliance im Bogensortiment Diomed RI 12 – „Örtliche Hitzebehandlung von Tumoren der Leber oder anderer Organe unter Kontrolle bildgebender Verfahren".

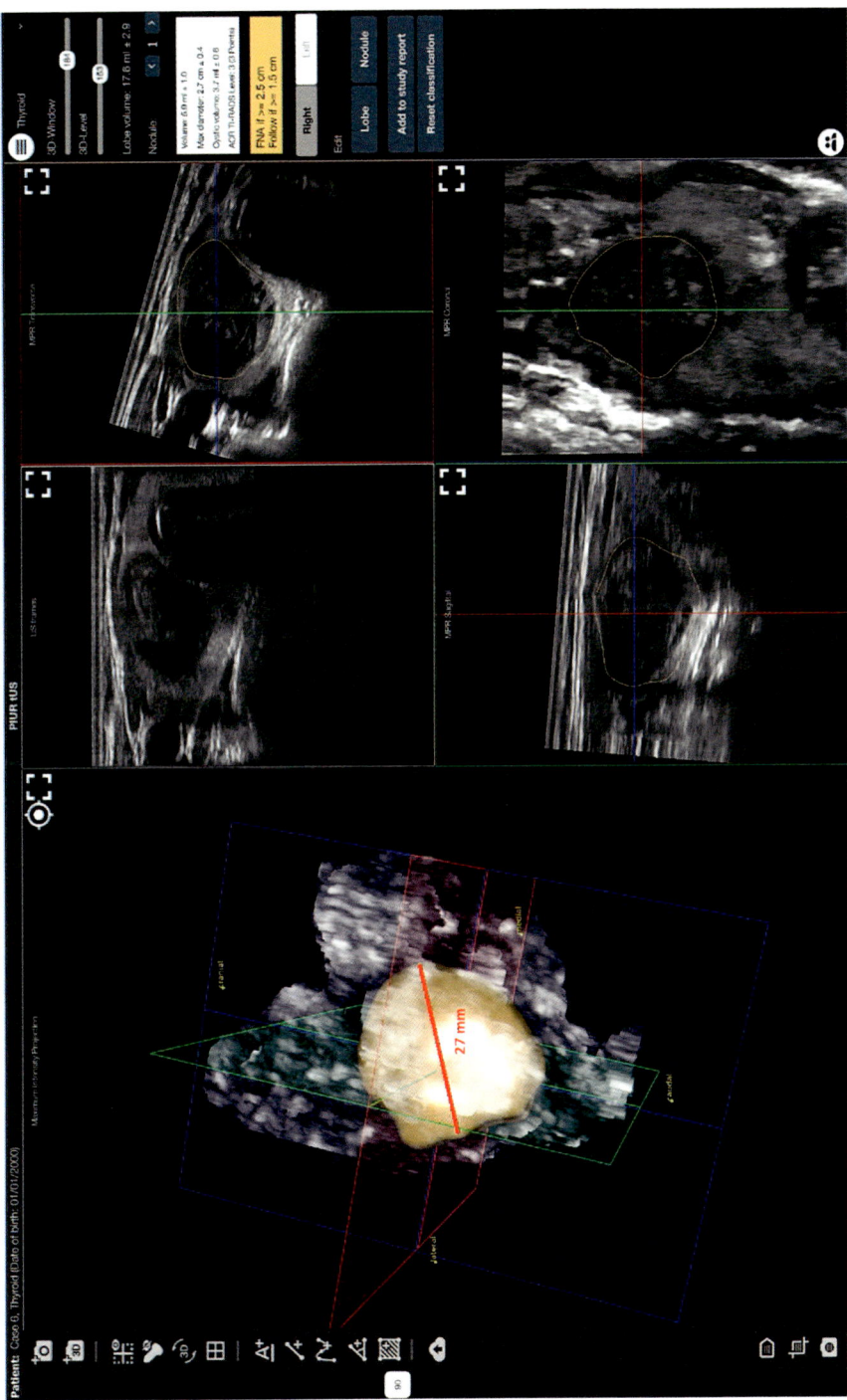

Abb. 9.5 *Links:* 3D-Bild eines Schilddrüsenknotens mit einem Maximaldurchmesser von 27 mm, hier würde die Wahl auf eine *active tip* von 20 mm fallen. *Rechts:* Multiplanare Rekonstruktionen dieses Schilddrüsenknotens (piurimaging.com)

9.4.2   Vorbereitung

Anders als bei einer klassischen Schilddrüsenoperation sollte der Patient nicht nüchtern sein. Zur Vermeidung einer Hypoglykämie wird dem Patienten bzw. der Patientin empfohlen, eine kleine, kohlehydrathaltige Mahlzeit etwa 2–3 h vor dem Eingriff einnehmen. Weiterhin ist der Konsum von Kaffee, Grün- und Schwarztee sowie kohlensäurehaltige Getränke 2–3 h vor dem Eingriff nicht ratsam, um einem etwaigen Reflux vorzubeugen.

Außer Antikoagulanzien müssen Medikamente nicht abgesetzt werden; ein bestehender Bluthochdruck aber sollte medikamentös gut eingestellt sein, da eine hypertensive Krise nach thermoablativer Behandlung eines autonomen Knotens durch eine Zerfallshyperthyreose hervorgerufen werden könnte. Bei Blutverdünnern gilt: Absetzen von ASS einen Tag vor dem Eingriff, Thrombokinase-Inhibitoren wie Apixaban drei Tage vorher und bei Vitamin-K-Antagonisten empfiehlt sich eine temporäre Umstellung auf Heparin.

9.4.3   Lagerung

Der Patient wird mit extendiertem Hals gelagert, der Eingriff erfolgt meistens in Überkopf-Position des Operateurs, manchmal auch in seitlicher Position. Bei der Applikation wird in einer Hand der Ultraschallkopf und in der anderen Hand die Radiofrequenzsonde gehalten (Abb. 9.6).

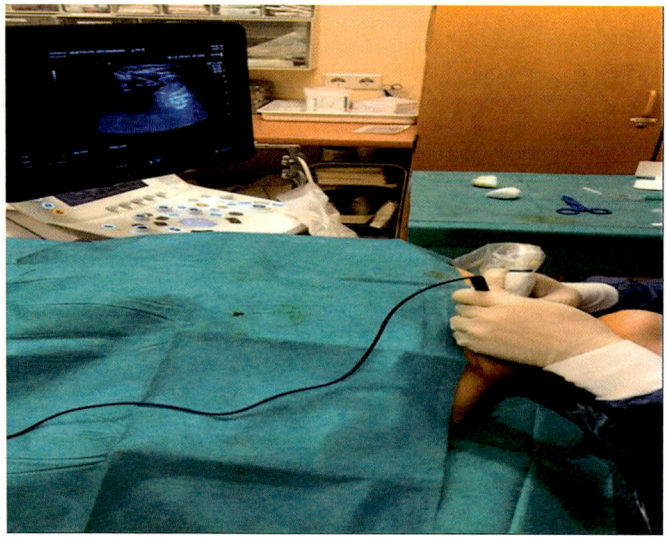

Abb. 9.6 Lagerung des Patienten und Haltung des Operateurs

9.4.4 Monitoring

Eine Blutdruckmessung vor dem Eingriff und alle 5 min während des Eingriffs sowie eine Pulsoxymetrie am Finger sind zur Überwachung des Patienten ausreichend.

9.4.5 Anästhesie

Die Radiofrequenzablation sollte nach Möglichkeit in Lokalanästhesie durchgeführt werden, da das Patienten-Feedback während der Therapie unerlässlich ist. Die Lokalanästhesie besteht aus der Applikation von je ca. 5–10 ml Lidocain (Mecain, Procain …) subkutan und zwischen infrahyoidale Faszie und Schilddrüsenkapsel (Abb. 9.7).

9.4.6 Applikation

Die eigentliche Applikation beginnt mit einer Skalpellinzision (2–3 mm) im Bereich des Isthmus (transisthmaler Zugang) oder seltener zwischen M. sternocleidomastoideus und M. sternohyoideus (lateraler Zugang), durch die die Radiofrequenzsonde in den Knoten oder die Zyste eingeführt wird. Dies geschieht unter ständiger Ultraschallsicht, wobei hierbei essenziell ist, die Sondenspitze stets im Blickfeld zu haben (Abb. 9.8).

Hat der Operateur die Sonde am gewünschten Zielort positioniert, wird über den Fußschalter die Hitze appliziert. Um den gewünschten Energietransfer zwischen *active tip* und Gewebe zu gewährleisten, werden folgende Leistungseinstellungen am Generator empfohlen (Tab. 9.1):

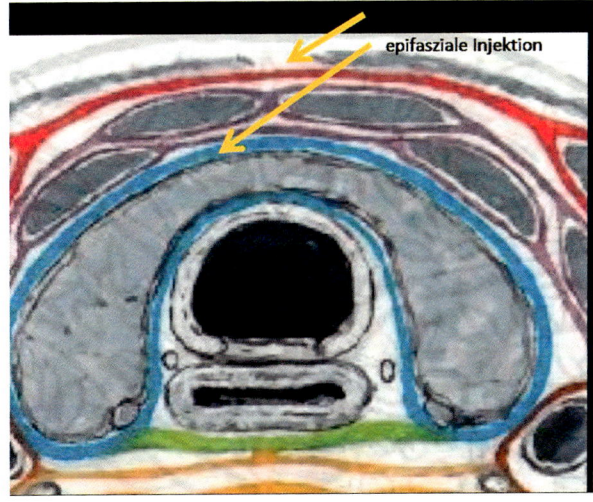

Abb. 9.7 Applikationsorte der Lokalanästhesie, *rot*: tiefe Halsfaszie, *lila*: infrahyoidale Faszie, *blau*: prätracheale Faszie (Schilddrüsenkapsel)

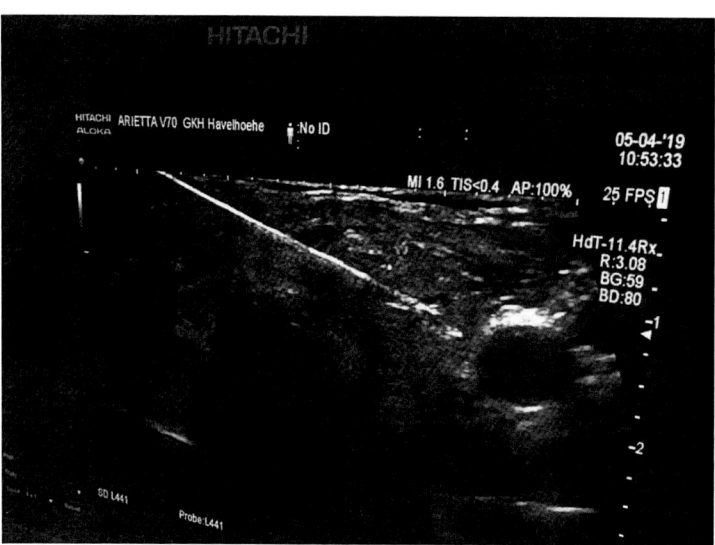

Abb. 9.8 Sonde im Knoten, Sondenspitze zeigt in Richtung A. carotis rechts

Active-tip-Länge	Leistungseinstellung am Generator
9 mm	10 W
15 mm	15 W
20 mm	20–25 W
30 mm	30–35 W
40 mm	40 W

Tab. 9.1 Empfehlung der Watteinstellungen je nach Länge der *active tip,* die sich an der Größe der zu abladierenden Läsion orientiert

Je nach Vorliebe des Anwenders wird nun das Knotenvolumen in der sogenannten MOST (Multiple Fixed Overlapping Shot Technique) von cranial nach caudal und dorsal nach ventral oder jeweils andersherum abgearbeitet bis der Knoten ausreichend behandelt ist. Die weintraubenartigen Verödungszonen entlang der Sondenspitze werden solange überlappend innerhalb des Knotenvolumens aneinandergereiht bis das gesamte Volumen damit „ausgefüllt" bzw. behandelt ist. Besonderes Augenmerk muss auf die Behandlung der Randzonen gelegt werden, da hier die Gefäßversorgung des Knotens als potenzielle Einblutungsquelle der Zyste sitzt.

Um die *active tip* herum entstehen Temperaturen von 60–100 °C, die zur unverzüglichen Gewebekoagulation führen. Hierbei entstehen im Ultraschallbild innerhalb des echoarmen oder echogleichen Knotens (im Vergleich zu der Echogenität der Schilddrüse) echodichte Areale um die Sondenspitze herum; es kommt zur Austrocknung des umliegenden Gewebes. Durch eine ständige, interne Messung des Generators der Impedanz zwischen Gewebe und Sonde wird der Energietransfer abgeregelt, wenn die

Austrocknung einen Impedanzsprung erzeugt. Dann ist das Areal ausreichend behandelt und es kann das nächste Areal im Knotenvolumen therapiert werden. Dies ist eine wichtige Rückkopplung, anhand derer der Endpunkt für die Applikation innerhalb dieses Areals bestimmt werden kann.

Desweiteren hilft auch die optische Rückkopplung im Ultraschallbild, um zu bestimmen, ob in das nächste Zielgebiet vorangegangen werden kann.

Da es das Ziel ist, den Knoten vollständig mit Verödungsarealen zu bearbeiten, um eine möglichst deutliche Volumenreduktion zu erreichen, hat es sich neben der reinen Ultraschallbildkontrolle bewährt, die Randzonen mittels Duplex- oder Power-Doppler-Verfahren nach Restdurchblutung zu untersuchen. So kann gegebenenfalls in noch gut durchbluteten Knotenarealen nachgearbeitet werden.

Die gesamte Applikationszeit und die applizierte Energie werden am Generator angezeigt. Um einen ausreichenden Therapieerfolg zu erreichen, hat es sich nach Analyse eigener Daten eine weitere Daumenregel bewährt: Bei ungekühlten Sonden (9 mm, 15 mm) sollte mindestens eine Energie von 0,5 kJ pro ml Knoten-Anfangsvolumen und bei gekühlten Sonden (20 mm, 30 mm, 40 mm) mindestens eine Energie von 1 kJ pro ml Volumen appliziert worden sein. 9-mm- und 15-mm-Sonden sind mit Kühlung nicht verfügbar, da die Transportkapillare innerhalb der Sondenspitze für die Kühlflüssigkeit zu fein würden und aktuell technisch für eine Produktion nicht umsetzbar sind.

Nach vorsichtigem Entfernen der Radiofrequenzsonde wird überprüft, ob es aus dem Stichkanal blutet. Hier muss gegebenenfalls die Inzisionsstelle mehrminütig komprimiert werden bis zum Sistieren der Blutung. Dann wird diese mit sterilen Strips versiegelt und ein Pflaster darüber geklebt. Für eine Stunde sollte der Patient nun in flach liegender Position seinen Hals mit einer Eiskrawatte kühlen, am besten auf der Seite des Knotens und die Inzisionsstelle.

9.5 Kontraindikationen

Der Radiofrequenzablation überlegen ist die klassische Operation bzw. Radiojodtherapie bei Struma diffusa (einschließlich der disseminierten Autonomie) und dem Morbus Basedow. Auch die Autoimmunthyreopathie vom Typ Hashimoto sollte nicht mittels Radiofrequenzablation behandelt werden. Weitere Ausschlusskriterien stellen das Tragen eines Herzschrittmachers, eine bestehende Schwangerschaft und die Stillzeit dar.

9.6 Komplikationen

9.6.1 Intraoperative Komplikationen

Bei entsprechender Planung des thermoablativen Eingriffs ist im Prinzip schon verfahrensbedingt nicht mit schweren Komplikationen zu rechnen. Selten führt eine intraoperative Komplikation zum Abbruch des Eingriffs. Die meisten Situationen lassen sich gut beherrschen. Neben der adäquaten Aufklärung ist das Feedback des wachen Patienten während der Prozedur unabdingbar. Sowohl die Hitzeentwicklung als auch das elektrische Feld innerhalb der Sonde können verschiedenste, temporäre Symptome im Patienten hervorrufen (Abb. 9.10). die er aber unmittelbar bemerkt und somit direkt während des Eingriffs kommunizieren kann.

Der Operateur kann sofort reagieren und so mögliche, unerwünschte, passagäre (Missempfindungen in den Zähnen bei metallischen Implantaten, Herzrasen und Übelkeit durch Vagusreizung, Ziehen im Hals oder in der Schulter durch Reizung des Plexus brachialis oder N. accessorius) oder postoperative (Recurrensparese, Horner-Syndrom) Komplikationen vermeiden. Die folgende Abbildung zeigt etwaige Symptome. Durch Beenden der Hitzeapplikation und/oder eine Lageveränderung der Sonde verschwinden diese Symptome unverzüglich (Abb. 9.9).

9.6.2   Blutungen

Blutungen sind eigentlich immer venös. Die Verletzung kleiner, im Ultraschall nicht offensichtlicher Gefäße führt zu subkutanen Blutungen oder zu präthyreoidalen Einblutungen, manchmal auch in die präthyreoidale Muskulatur. Diese sind selbstlimitierend und können mittels kühlender Kompression (2–3 min) beherrscht werden. Es bietet sich an, vor Einführung der Applikationssonde größere, präthyroidale Gefäße mittels Duplex-Ultraschall zu identifizieren, um diese zu umgehen.

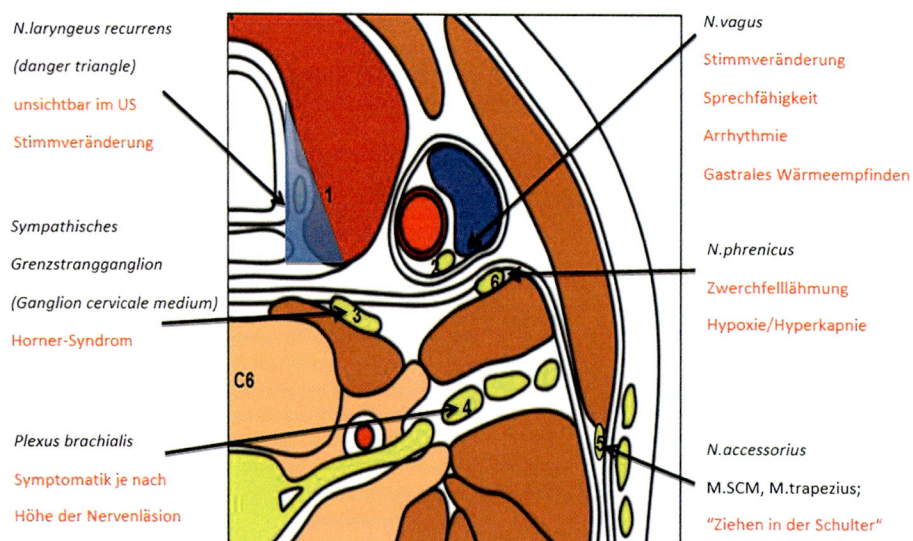

Abb. 9.9 Mögliche Komplikationsorte und deren Symptome. *US* Ultraschall

9.6.3 Hypertonie

Bereits im Aufklärungsgespräch muss sichergestellt werden, dass ein bekannter Bluthochdruck zum Zeitpunkt des Eingriffs richtig eingestellt ist. Druckerhöhungen des liegenden Patienten unmittelbar vor dem Beginn des Eingriffs bis maximal 180/100 können stressbedingt sein. Eine Blutdruckkrise muss unbedingt vermieden werden, da diese meist zum Abbruch des Eingriffs führt.

9.6.4 Vasovagaler Reflex

Meist wird der vasovagale Reflex ausgelöst durch das Zusammenspiel der kutanen Invasion der Nadel für die Lokalanästhesie, der überstreckten Lagerung und der daraus resultierenden Überdehnung der Halsgefäße. Weiters kann auch die Reizung von Nerven (insbesondere des Nervus vagus) durch das emittierte, elektrische Feld der Radiofrequenzsonde zu einer solchen Nebenwirkung führen.

Die Patienten werden allmählich blass und kaltschweißig. Um eine Synkope zu vermeiden, sollte sofort reagiert werden. Die Radiofrequenzsonde muss entfernt, der Patient aus der Überstreckung in eine normalliegende Position zurückgeführt werden und mindestens 5–10 min bis zur Kreislaufnormalisierung abgewartet werden. Das Auflegen einer kalten Kompresse auf der Stirn kann unterstützen. Die thermoablative Behandlung kann anschließend wieder aufgenommen werden.

9.6.5 Hypoglykämie

Da trotz adäquater Aufklärung Patienten die empfohlene kleine, kohlehydratreiche Mahlzeit vergessen, kann dies zu einem hypoglykämischen Zustand führen, der in der Symptomatik dem vasovagalen Reflex gleicht, jedoch mittels 5 %iger Glukoseinfusion zügig behoben werden kann.

9.6.6 Neurale Missempfindungen/Schmerzen

Während des Eingriffs können verschiedene Missempfindungen auftreten, bedingt durch die unmittelbare Hitzeentwicklung oder die Ausstrahlung des elektrischen Sondenfeldes.

Schmerzen in der Schilddrüse oder an der Trachea treten mitunter auf, wenn sehr kapselnah gearbeitet wird. Umliegende, neurale Strukturen können je nach verwendeter Leistungsstufe (Watt-Zahl am Generator) das elektrische Feld der Applikationssonde bemerken und darauf symptomatisch reagieren, obwohl mit der Sonde gar nicht in unmittelbarer Nähe dieser Nerven gearbeitet wird.

Mögliche Symptome, die während des Eingriffs berichtet werden, sind Ziehen/Schmerzen in den Zähnen, ein Krampf in der Schulter- oder Nackenmuskulatur, ein Ziehen oder Ausstrahlen bis ins Ohr, ein Wärmegefühl im Magen oder auch passageres Herzrasen.

All diese Missempfindungen enden innerhalb kurzer Zeit, wenn die Radiofrequenzsonde anders positioniert und/oder die Leistungsstufe am Generator reduziert wird.

9.6.7   Passagere Recurrensparese

Eine vorübergehende Lähmung des Nervus laryngeus recurrens ist selten und oft durch die Lokalanästhesie der Schilddrüsenkapsel bedingt, welche sich durch adhäsive Kräfte bis nach dorsal der Schilddrüse verteilen kann, wo der Sprechnerv lokalisiert ist. Dieser Zustand ist stets reversibel, kann aber von einer Stunde bis hin zu zwei Wochen anhalten, je nach Empfindlichkeit des Nervs und der applizierten Menge an Anästhetikum.

9.6.8   Knotenruptur

Durch Evaporation seröser Bestandteile des Knotens und seiner Gefäße können Gaspartialdrücke entstehen, die den Knoten rupturieren lassen können. Dies führt nicht unbedingt zum Abbruch des Eingriffs, kann aber den Therapieerfolg erheblich beeinflussen, da nach einer Ruptur eventuell nicht mehr alle Knotenareale adäquat erreicht werden können oder genügend Energie aufnehmen. Eine Knotenruptur ist äußerst selten. Vermeiden lässt sich diese durch Entlastung des Gasdrucks durch gelegentliches Rotieren oder Schwenken der Sonde innerhalb des Stichkanals oder durch das vollständige Entfernen der Sonde. Manchmal hört man bei Entlastung ein kurzes Pfeifgeräusch aus dem Stichkanal.

9.7   Postoperative Komplikationen

Wird der Patient nach Hause entlassen, sollte er sich nach Möglichkeit mindestens eine Woche schonen. Ein gemütlicher Spaziergang ist erlaubt, sportliche Aktivität (auch Yoga) und das Heben schwere Gegenstände sollten jedoch mindestens eine Woche ausbleiben. Die häufigste, wenn auch seltene, postoperative Komplikation stellt die Nachblutung dar.

9.7.1 Blutungen

Wird der zervikale Druck zu hoch (z. B. beim Sport, Heben schwerer Gegenstände, starkes Pressen beim Toilettengang), kann es zu einer Nachblutung bzw. Einblutung kommen. Diese sind meistens präthyreoidal, harmlos und selbstlimitierend. Im Anfangsstadium sollte der Hals gekühlt, später mit Wärme behandelt werden. Auf jeden Fall muss ein Ultraschall zur Risikoabschätzung und Patientenberuhigung erfolgen.

9.7.2 Infektionen

Äußerst selten sind postoperative Infektionen des Stichkanals und noch seltener der Schilddrüse. Auch hier ist die Durchführung eines Ultraschalls zu empfehlen und eine Blutuntersuchung inklusive Entzündungsparameter (CRP, Leukozyten) sinnvoll. Behandelt werden Infektionen mittels Antibiotika.

9.7.3 Irreversible Recurrensparese

Eine irreversible Lähmung des Nervus laryngeus recurrens ist bei Anwendung der bipolaren Radiofrequenzablation äußerst selten. Nur durch zu hohe Energieeinwirkung und verlängerte Einwirkzeit der Hitze kann dieser Nerv im sogenannten „danger triangle" irreparabel geschädigt werden. Diese Komplikation kommt faktisch bei einem in Lokalanästhesie behandelten Patienten nicht vor, da dieser Beschwerden rechtzeitig kommunizieren würde.

9.7.4 Horner-Syndrom

Ein Horner-Syndrom (Ptosis und Miosis) ist bei Anwendung der bipolaren Radiofrequenzablation ebenfalls höchstselten. Nur durch zu hohe Energieeinwirkung und lange Einwirkzeit der Hitze kann das sympathische Grenzstrangganglion irreparabel geschädigt werden. Diese Komplikation kommt ebenfalls bei einem in Lokalanästhesie behandelten Patienten nicht vor, da dieser Beschwerden bemerken und rechtzeitig kommunizieren kann.

9.8 Nachbehandlung und klinische Qualitätsparameter

Die unmittelbare, posttherapeutische Nachsorge umfasst die Patientenvisite, bei der in erster Linie ermittelt werden sollte, ob es nachgeblutet haben könnte. Dies ist meistens an einer deutlichen Zunahme des Halsumfanges oder am zunehmenden zervikalen

Druck und neu aufgetretener Schluckbeschwerden der Patienten ersichtlich. Gegebenenfalls muss zur Diagnosesicherung ein Ultraschall gemacht werden. Normalerweise sind
solche Nachblutungen venös bedingt und selbstlimitierend. Der Patient sollte beruhigt
werden und weiter kühlen. Zumeist am gleichen Tag kommt es zu einer deutlichen
Symptombesserung. Zur Verlaufsbeurteilung einer deutlichen oder persistierenden Nachblutung sollte der Halsumfang gemessen (Maßband) und die Atemwege (insbesondere
die Trachea) kontrolliert werden (low-dose Nativ-CT des Halses).

Zur Kontrolle des allgemeinen Therapieerfolges haben sich posttherapeutische Unter-
suchungsintervalle von 3, 6 und 12 Monaten bewährt. Der Therapieerfolg wird anhand
der Volumenreduktion gemessen. Das Knotenvolumen wird mittels Ultraschall bestimmt,
auch hier eignet sich der objektive, tomografische Ultraschall (tUS von piurimaging.
com) am besten, da dieser bei der Volumenbestimmung lediglich einen intrinsischen
Fehler von ca. 7 % aufweist (im Vergleich treten bei der klassischen Drei-Linien-Me-
thode bis zu 40 % Fehlerquoten auf) und anschaulich für den Patienten mittels zweier
3D-Bilder (vorher/nachher) ausgewertet werden kann (Abb. 9.10 und 9.11).

Weitere Qualitätsparameter sind die Erhebung des kosmetischen Scores (cosmetic
score CS 0–3, entspricht den Strumagraden der WHO) und des Symptom-Scores (sym-
ptomatic score SS 0–3, „0" Patient wird durch den Knoten nicht beeinflusst, „1" gering-
gradig, „2" mittelgradig, „3" hochgradig beeinflusst). Diese werden präoperativ und in
den jeweiligen postoperativen Kontrollintervallen vom Untersucher erfragt und protokol-
liert.

Zusätzlich sollte zumindest das Standard-Schilddrüsenlabor (TSH, fT3, fT4) zur Kontrolle der Funktionalität bestimmt werden. In sehr seltenen Fällen werden mit Radiofrequenzablation behandelte Patienten levothyroxinpflichtig.

Abb. 9.10 RFA-behandelter
Knoten im 3D-Vergleich
(piurimaging.com):
Ausgangsvolumen ca. 5 ml
9.11.a, Volumen nach
3 Monaten ca. 0,5 ml 9.11.b

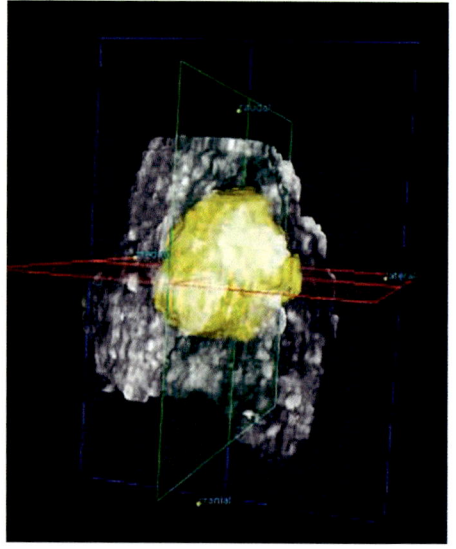

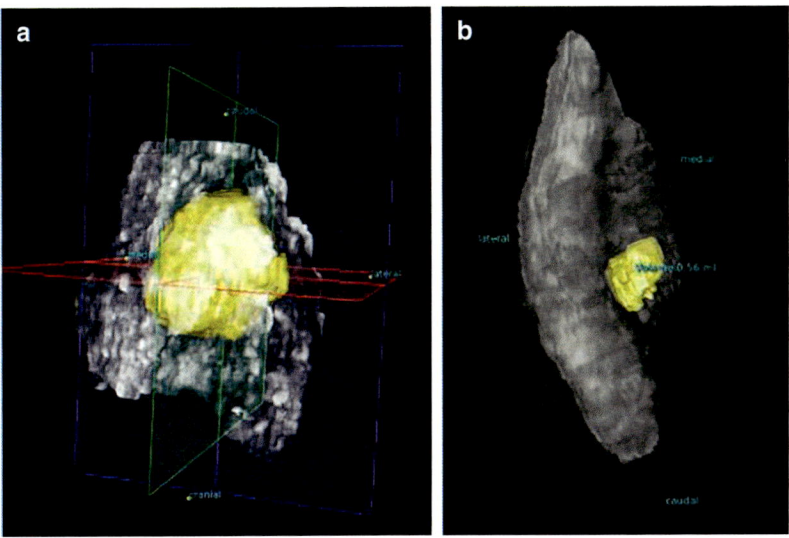

Abb. 9.11 RFA-behandelter Knoten im 3D-Vergleich (piurimaging.com): Ausgangsvolumen ca. 5 ml (**a**), Volumen nach 3 Monaten ca. 0,5 ml (**b**)

Bei autonomen Adenomen (heißer Knoten) sollte zur 6-Monatskontrolle eine Pertechnetat-Szintigrafie durchgeführt werden, welche die Non-Funktionalität des Adenoms quantifiziert und beweist (Abb. 9.12 und 9.13).

9.9   Fallbeispiele

Abb. 9.12 Ultraschall transversal und sagittal: Erstuntersuchung (*links*, echoarmer, perfundierter Knoten 0,4 ml), Untersuchung nach 6 Monaten (*rechts*, winzige Vernarbung an gleicher Stelle)

Abb. 9.12 Pertechnetatszintigrafie; autonomes Adenom rechts zentral (*links*), komplette Schilddrüse nach 6 Monaten, Adenom „ausgeschaltet" (*rechts*)

Abb. 9.13 Ultraschall transversal und sagittal: Erstuntersuchung (Zyste 55 ml).

Abb. 9.13 Untersuchung nach 6 Monaten (solider Rest 7 ml).

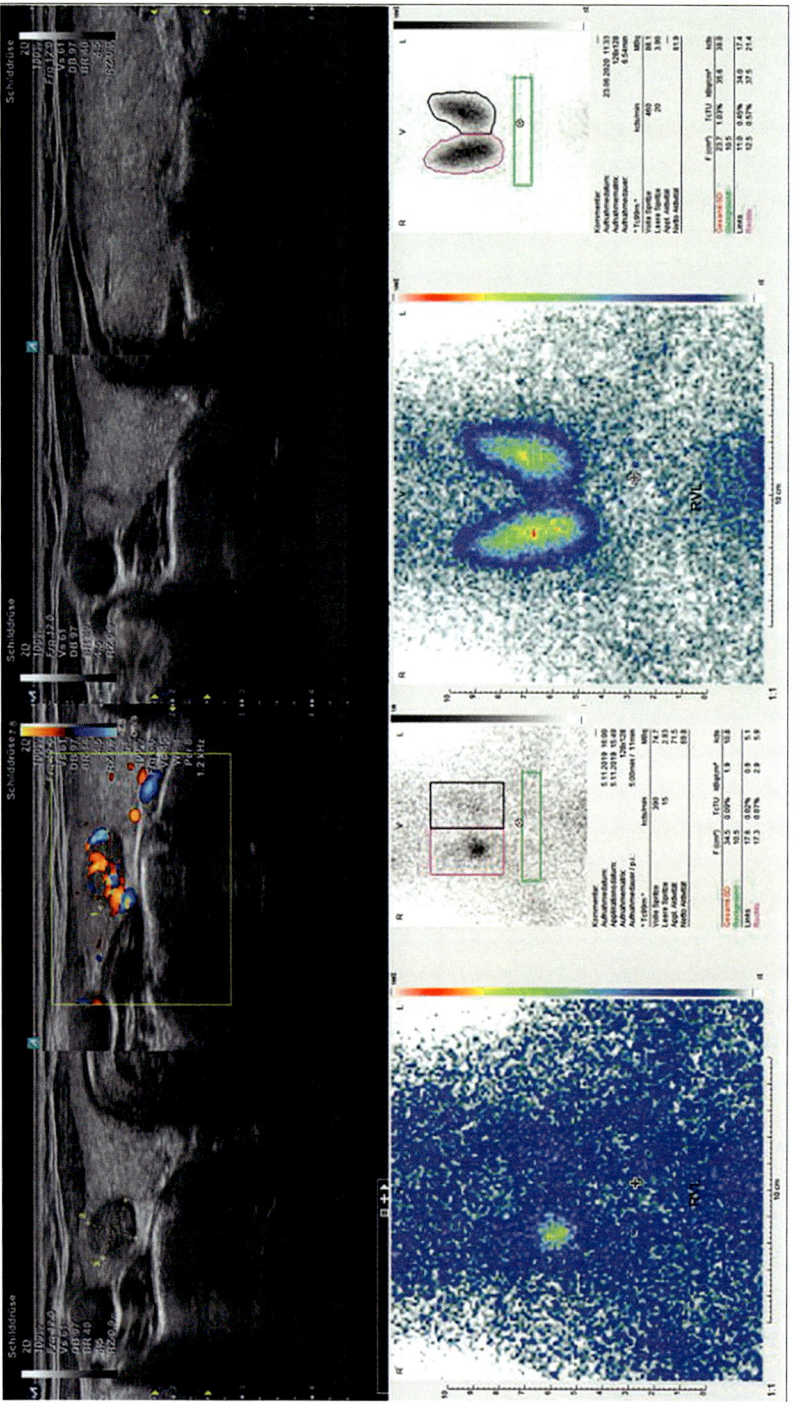

Abb. 9.12 39-jährige Patientin mit einem heißen Knoten rechts, Hyperthyreose, Herzrasen. Ausgansvolumen 0,4 ml, TSH <0,01 mU/l (=supprimiert); 6 Monate nach Radiofrequenzablation : 0 ml, TSH 1,4 mU/l, keine Beschwerden. Verwendete Sonde 9 mm

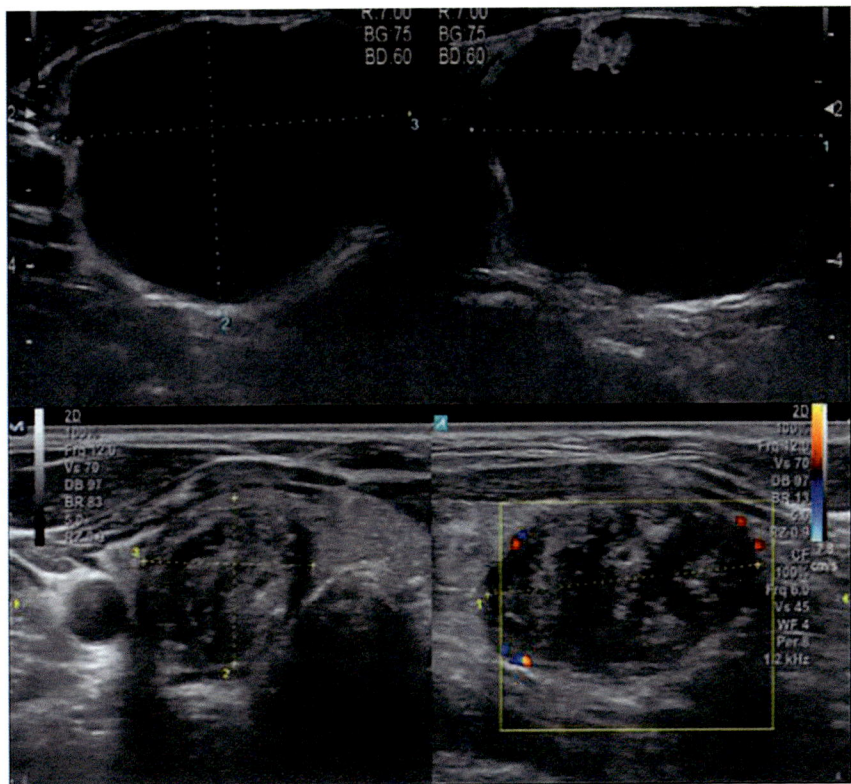

Abb. 9.13   55-jähriger Patient mit einer lappenfüllenden Schilddrüsenzyste rechts, Schluck-beschwerden, zervikaler Druck. Ausgansvolumen 55 ml, 6 Monate nach Radiofrequenzablation: 7 ml, solide, keine Beschwerden. Verwendete Sonde 20 mm nach Punktion von ca. 50 ml Zysten-volumen

9.10   Thyreoidektomie nach stattgehabter Radiofrequenzablation

Für die Schwierigkeit der Resektion nach einer Radiofrequenzablation gibt es unterschied-liche Berichte. Es ist anzunehmen, dass auch für die Radiofrequenzablation die gleichen Regeln wie für eine Rezidivoperation gelten. Nämlich, dass eine Operation in einem Zeit-fenster ab drei Tagen nach dem Ersteingriff bis drei Monate danach deutlich erschwert ist.

Bei dem gezeigten intraoperativen Situs handelt es sich um eine Resektion nach Radiofrequenzablation eines autonomen Adenoms mit erneuter Aktivität. Die Patientin lehnte eine zweite Behandlung mittels Radiofrequenzablation ab. Wir führten daher die Hemithyreoidektomie der betroffenen Seite drei Monate nach Radiofrequenzablation-Intervention durch (Abb. 9.14).

Die Anzahl, Morphologie und Lage der Schilddrüsenknoten und -zysten sind – ebenso wie in der klassischen Schilddrüsenchirurgie – bei der Durchführung einer Radio-frequenzablation die entscheidenden Kriterien zur Bestimmung der Operabilitätseignung.

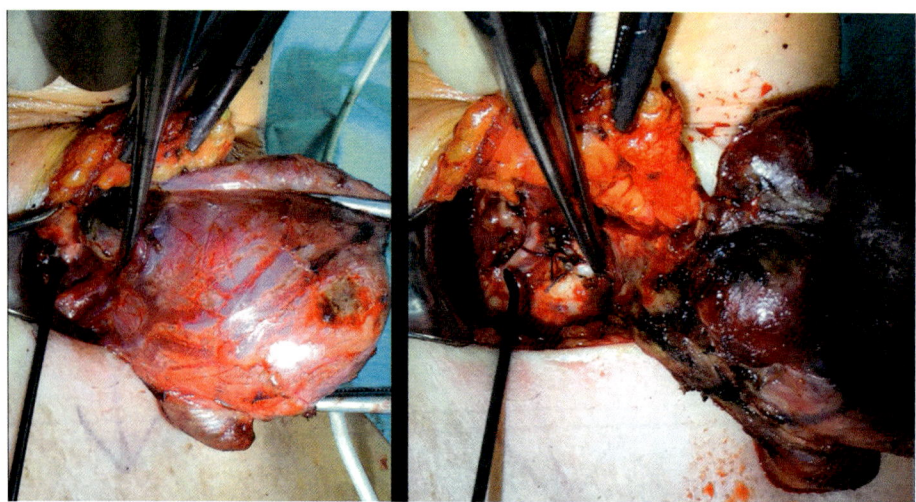

Abb. 9.14 Intraoperativer Situs 3 Monate nach Radiofrequenzablation. Die Neuromonitoring-Sonde zeigt die Lage des N. laryngeus recurrens in beiden Bildern an. *Rechts* finden sich die Nebenschilddrüsen in typischer Position ventrokaudal und dorsokranial der Nervenebene, wobei hier kranial im Bild oben ist

Prinzipiell ist bei der Radiofrequenzablation auch ein bilateraler Eingriff möglich; hierbei empfiehlt sich jedoch eine Lage beider kontralateraler Knoten auf „gleicher Höhe" innerhalb der Schilddrüse, da sonst ein weiterer Zugang benötigt würde.

Reine Schilddrüsenzysten (inklusive Kolloidzysten), solide Knoten und gemischt zystisch-solide Knoten können mittels Radiofrequenzablation behandelt werden. Auch Rezidivknoten nach klassischer Schilddrüsenoperation und autonome Adenome („heiße" Knoten) eignen sich hervorragend für diese Methode.

Je nach Anwendererfahrung sollte jedoch die Größe des Knotens ein Volumen von 100 ml nicht überschreiten, da die durch die Größe erheblich verlängerte Behandlungsdauer von den meisten Patienten nicht sehr gut toleriert wird. Knoten in diesen Dimensionen sollten dann eher der höherenergetischen Mikrowellenablation (MWA) zugeführt werden. Zumal bei sehr großen Knoten die RFA/MWA nur im Sinne eines Heilversuches infrage kommt, sollte beim Patienten eine ablehnender Haltung einer klassischen Schilddrüsenoperation bestehen.

Auch wenn ein Patient eine Befundsanierung mittels Radiojodtherapie ablehnt, eine erhöhtes OP- oder Narkoserisiko besteht und Komorbiditäten eine klassische Operabilität ausschließen, stellt die Radiofrequenzablation eine sinnvolle Behandlungsalternative dar.

9.11 Grenzindikationen

Mehrfache Knotenbildungen (auch multiple autonome Adenome) können einer Radiofrequenzablation zugeführt werden, jedoch sollte genauestens geprüft werden, ob der Patient nicht eher durch eine Radiojodtherapie oder klassische Schilddrüsenoperation von einer höheren Tolerabilität und einem besseren Outcome profitieren könnte.

Es ist der Erfahrung des Anwenders überlassen, inwieweit weit caudal bzw. retrosternal liegende Knoten durch die Radiofrequenzablations-Sonde gut erreicht und damit suffizient behandelt werden können. Ebenso können größere, durch die Schilddrüse ziehende oder ventral der Schilddrüse gelegene Gefäße ein Ausschlusskriterium für eine Radiofrequenzablation sein.

Wenn ein Knoten nach Feinnadelpunktion im Ergebnis der Kategorie III der Bethesda-Klassifikation zugeordnet wird (Atypie unbekannter Bedeutung/follikuläre Läsion unklarer Bedeutung), dann reichen die Behandlungsempfehlungen von Abwarten und Beobachten des Knotens über die Behandlung mit einem lokalablativen, thermischen Verfahren bis hin zur klassischen Operation.

9.12 Prätherapeutische Untersuchungen in der Chirurgie

Gemäß der aktuellen S2K-Leitlinie sollte vor einer Intervention ein qualifizierter Ultraschall durchgeführt werden. Bei szintigrafisch kalten oder indifferenten Knoten ist überdies eine Feinnadelpunktion mit guter diagnostischer Aussagekraft indiziert, um eine Malignität auszuschließen. Bei autonomen Adenomen darf gemäß der aktuellen Leitlinie keine Feinnadelpunktion erfolgen, da sonst möglicherweise eine falsche Diagnose einer follikulären Neoplasie gestellt wird.

Wenngleich hier Diskussionspotenzial besteht. So werden bei Tufano et al. für kalte Knoten zwei benigne Feinnadelpunktionen (FNAZ) und für heiße Knoten eine benigne FNAZ und eine gutartige Einstufung im Ultraschall gefordert.[7]

Einschränkend kommt hinzu, dass die FNAZ auch ihre Schwächen hat. Eine nach der Bethesda-Klassifikation als benigne eingestufte FNAZ (Bethesda II) hat je nach Autor dennoch ein relevantes Malignitätsrisiko. So wird über ein Risiko auf Malignität bei „benignem Punktionsergebnis" Bethesda II von bis 5,6 %[8] bzw. bis 12,7 %[9] berichtet.

Es ist daher stets über ein potenzielles Restrisiko hinsichtlich Malignität aufzuklären, da bei der Radiofrequenzablation der Schilddrüsenknoten abladiert und nicht exzidiert wird. Somit kann keine endgültige histologische Untersuchung stattfinden.

---

[7] Tufano RP, Pace-Asciak P, Russell JO, Suárez C, Randolph GW, López F, Shaha AR, Mäkitie A, Rodrigo JP, Kowalski LP, Zafereo M, Angelos P, Ferlito A. Update of Radiofrequency Ablation for Treating Benign and Malignant Thyroid Nodules. The Future Is Now. Front Endocrinol (Lausanne). 2021 Jun 24;12:698.689. https://doi.org/10.3389/fendo.2021.698689. PMID: 34.248.853; PMCID: PMC8264548.

[8] El Hag IA, Johnston J, Alessa E, Al Shammari M. Revised Bethesda System for Reporting Thyroid Cytology: Lessons learned from an appraisal of 5 years of experience in a central hospital. Cytopathology. 2021 Jul;32(4):482–492. https://doi.org/10.1111/cyt.12970. Epub 2021 Mar 27. PMID: 33.772.905.

[9] Inabnet WB 3rd, Palazzo F, Sosa JA, Kriger J, Aspinall S, Barczynski M, Doherty G, Iacobone M, Nordenstrom E, Scott-Coombes D, Wallin G, Williams L, Bray R, Bergenfelz A. Correlating the Bethesda System for Reporting Thyroid Cytopathology with Histology and Extent of Surgery: A Review of 21,746 Patients from Four Endocrine Surgery Registries Across Two Continents. World J Surg. 2020 Feb;44(2):426–435. https://doi.org/10.1007/s00268-019-05258-7. PMID: 31.690.953.

Sicherheitshinweise

10.1 Risiken der Radiofrequenz- und Hochfrequenzchirurgie

Trotz aller Sicherungsmaßnahmen und Abschaltautomatiken passieren immer wieder Zwischenfälle bei der Radiofrequenz- und Hochfrequenzchirurgie. In einer Umfrage aus dem Jahre 2001 in den USA, antworteten von 620 befragten HNO-Ärzten 296 (Response Rate = 49,7 %) und gaben insgesamt 324 Komplikationen (0,3 %) bei ihren elektrochirurgischen Eingriffen an. Dabei war mit Abstand die häufigste (n = 219) Komplikation eine direkte unbeabsichtigte Verbrennung des Patienten außerhalb des OP-Gebietes. Die weiteren Komplikationen sind in Tab. 10.1 aufgeführt.

Während das unbeabsichtigte Verbrennen des Patienten während der Operation sicherlich auf die Unachtsamkeit des Operateurs zurückzuführen ist, handelt es sich bei den anderen Komplikationen möglicherweise um Bedienfehler des Gerätes bei mangelnder Kenntnis der physikalischen Eigenschaften von Radiofrequenz-(RF-)Chirurgiegeräten.

Insbesondere metallische Retraktoren und Mundsperrer wirken hervorragend als galvanische Leiter, die bei Berührung mit der Schneidelektrode den Strom unkontrolliert und vor allem unbemerkt an das umliegende Gewebe abgeben und der Schaden dann erst bei Entfernung des entsprechenden Retraktors bemerkt wird [2].

Verbrennungen an einer schlecht geklebten Neutralelektrode kommen glücklicherweise bei modernen Generatoren mit Impedanzmessungen und Doppelgelelektroden nur noch selten vor. Bei älteren, teilweise punktuell ausgetrockneten Elektroden kann sich die Elektrodenfläche aber so weit verringern, dass es zu punktförmigen Verbrennungen an der geklebten Elektrode kommt. In manchen Fällen kann sich die Neutralelektrode auch ablösen und den OP-Tisch berühren, dieser wirkt dann wiederum als alternative Neutralelektrode mit Patientenkontakt über metallische Ausleger, z. B. Armstützen. Diese bieten natürlich einen viel schlechteren und unberechenbaren Widerstand und füh-

C. Lill und K. Stelter, *Radiofrequenztherapie in der Kopf-Hals-Chirurgie*, https://doi.org/10.1007/978-3-662-67826-8_10

Tab. 10.1 Komplikationen bei der Anwendung von Elektrochirurgie unter HNO-Ärzten in den USA innerhalb eines Jahres (Gesamtrate 0,3 %) aus [1]

Komplikationen der Elektrochirurgie in einem Jahr	
Unbeabsichtigtes direktes Verbrennen des Patienten	219
Verbrennung durch metallische Gegenstände im oder am OP-Feld (Kapazitives Coupling)	48
Verbrennung an der Neutralelektrode	13
Verbrennung an einer alternativen Neutralelektrode	6
Feuer im OP-Feld	11
Elektromagnetische Interferenz mit anderen Geräten	32
Verbrennung des Assistenten/Chirurgen	1

ren zu Verbrennungen an ungewöhnlichen Stellen des Patienten. Die Dunkelziffer solcher alternativer Neutralelektroden ist sicher deutlich höher, da in vielen Fällen auch gar nichts passiert und das Radiofrequenzgerät einwandfrei funktioniert.

Ein häufig unterschätztes und potenziell tödliches Problem, besonders in der schneidenden Elektrochirurgie, sind die entstehenden Lichtbögen (Blitze und Plasma) die bei 100 % Sauerstoffatmosphäre Staubpartikel potenziell entzünden und so zu Explosionen führen können.

Weiterhin stören manche Radiofrequenz- und Hochfrequenzgeräte andere Medizingeräte, wie z. B. die O^2-Sättigung und das EKG. Fehlfunktionen solcher Geräte müssen vom Personal als Störung erkannt werden. Durch besondere Abschirmungen (z. B. Aluminiumfolie um die Sättigungssonde) kann so eine Störung dann oftmals behoben werden [3].

Ein häufig unterschätztes Risiko bei der sog. Niedrigtemperaturchirurgie ist das Herauslösen von potenziell infektiösem Mikrogewebeteilchen, ähnlich wie bei der Laserchirurgie. Der entstehende Rauch bei der Radiofrequenzchirurgie kann insbesondere bei Virusbefall das Operationsteam infizieren. Die Quantität des Operationsrauches ist zwar beim Radiofrequenzschnitt wesentlich geringer als bei Laserschneidverfahren, weswegen eine spezielle Rauchgasabsaugung in den wenigsten Fällen nötig ist, dennoch sollte das Operationsteam Laserschutzmasken tragen, um die potenziell infektiösen Partikel angemessen zu filtern.

10.2 Monopolarer oder bipolarer Modus

Jedes elektrochirurgische Gerät benötigt zwei Pole. Beim Radiofrequenzstrom kann man auch von einem Sender und einem Empfänger oder einer Neutralelektrode und einer Aktivelektrode sprechen. Streng genommen ist daher jede RF-Anwendung bipolar. Insbesondere bei vielen schneidenden Verfahren wird die Empfänger- oder Neutralelektrode großflächig auf den Körper geklebt, und ein thermischer Effekt ist nur noch am Sender bzw. der Aktivelektrode messbar. In diesen Fällen spricht man von monopolarer

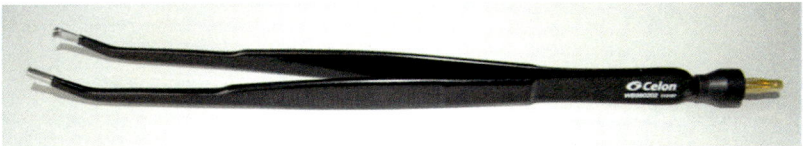

Abb. 10.1 Neutralpinzette von Celon-Olympus für die Tonsillotomie. (Mit freundlicher Genehmigung von OLYMPUS SURGICAL TECHNOLOGIES EUROPE)

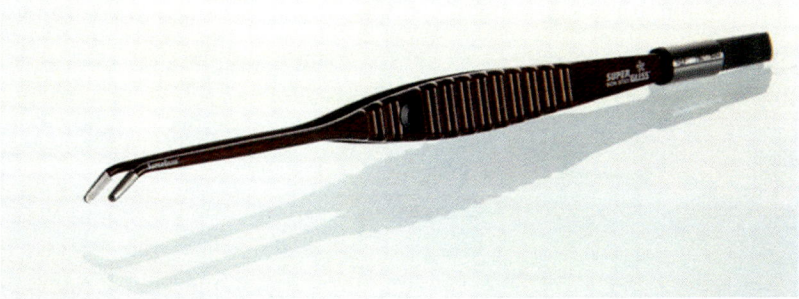

Abb. 10.2 SuperGliss non-stick Pinzette. (Mit freundlicher Genehmigung von Sutter Medizintechnik GmbH)

Anwendung, da ein Effekt nur an einer (und nicht zwei) Elektrode(n) auftritt. Die Neutralelektrode wird dabei oftmals weit weg vom Operationsfeld geklebt. Dabei muss berücksichtigt werden, dass die elektromagnetischen Wellen bzw. der Hochfrequenzstrom von der Neutralelektrode zur Aktivelektrode fließen, und je weiter diese von der Neutralelektrode weg ist, desto höher ist der Gesamtwiderstand. Außerdem gilt, je länger der Weg zur Neutralelektrode (Empfänger), desto mehr Leistung muss appliziert werden und desto höher die Wahrscheinlichkeit, dass die Radiofrequenzwellen auf ihrem Weg unerwünschte Gewebeeffekte verursachen. Daher sollte beim monopolaren Modus die große Gelneutralelektrode so dicht wie möglich an das OP-Feld und sorgfältig geklebt werden. Manche Implantate wie Herzschrittmacher vertragen den gestreuten Wechselstrom zwischen Neutral- und Aktivelektrode nicht und sind daher für monopolare Verfahren nicht zugelassen.

Um all diese unerwünschten Effekte bei der monopolaren Anwendung zu umgehen, versuchen immer mehr Hersteller die Neutralelektrode möglichst dicht und gleichzeitig gut leitend an die Aktivelektrode zu bringen. Celon-Olympus hat hierfür eine extrabreite, mehrzahnige Pinzette entwickelt, die einerseits das Gewebe breit fassen kann und andererseits gleichzeitig als Neutralelektrode dient (Abb. 10.2). Dabei kommen sich die beiden Elektroden so nah und damit ist das Stromfeld so klein, dass die Hersteller von einem bipolaren Radiofrequenzschnitt (ProCut™) sprechen (Abb. 10.1).

Bei klassischen bipolaren Anwendungen ist die Sende- und Empfängerelektrode exakt gleich groß. Daher sind die thermischen Effekte an beiden Elektroden auch vorhanden und exakt gleich. In diesem Fall kann man also nicht mehr von Aktiv- und Neutralelektrode sprechen. Da der Strom nur zwischen diesen beiden Elektroden fließt, besteht ein thermischer Effekt auch überwiegend nur zwischen diesen Elektroden und nur minimal daneben. Die Gefahr für metallische oder fehlerhaft leitende Implantate oder Gegenstände ist daher viel geringer. Bipolare Anwendungen können daher auch bei Herzschrittmacherpatienten oder Cochleaimplantatträgern angewendet werden. Kombiniert mit einer automatischen Abschaltung kann eine Verkohlung und Ankleben der Pinzette am Gewebe verhindert werden. Das macht man sich besonders bei der gezielten Gefäß- und Gewebekoagulation mit bipolaren Pinzetten zu Nutze (Abb. 10.2).

Literatur

1. Smith TL, Smith JM (2001) Electrosurgery in otolaryngology-head and neck surgery: principles, advances, and complications. *Laryngoscope* 111:769–780.
2. Bran GM, Moch M, Hormann K, Stuck BA (2007) Electrosurgical concepts in ENT medicine. History, fundamentals and practice. *Hno* 55:899–911
3. Stelter K, Patscheider M (2014) Sicher schneiden mit Strom. HNO Nachrichten 44(5):34–40.

Stichwortverzeichnis

© Der/die Herausgeber bzw. der/die Autor(en), exklusiv lizenziert an Springer-Verlag
GmbH, DE, ein Teil von Springer Nature 2024
C. Lill und K. Stelter, *Radiofrequenztherapie in der Kopf-Hals-Chirurgie*,
https://doi.org/10.1007/978-3-662-67826-8

159